谁劫持了我的大脑？

大脑的科技改造计划

[德] 米莉亚姆·梅克尔（Miriam Meckel） 著

向绍英 译

ZHEJIANG UNIVERSITY PRESS
浙江大学出版社

火车站——请上车思考

　　我总是试着做一些对自己无益的事情。做这样的事情时，我根本不会去想将要付出怎样的代价。我甘愿承担一切风险。2017年4月的一天，我在波士顿下定决心撰写这本书。36个小时的废寝忘食之后，我有了一个深刻的认识：大脑是一个非常精细的系统，令人为之着迷。它非常神秘，令人琢磨不透。我们应谨慎对待大脑且心存敬畏。

　　我在波士顿体验了大脑黑客技术。我试用了大脑激活仪，它的电流影响着神经系统，能使大脑获得能量或得到舒缓。这是一次有趣的经历，我在后面会详述。这一次体验对我产生了影响。我在体验结束后既不想吃，也不想睡，还多次作呕，感觉并不好。

　　有了这次体验之后，我产生了这样一种想法：通过激活思维效率，人们可能会变得更有追求、更成功，也许还会变得更幸福。这样的技术非常适合我们当今的时代，因为人人都在追求完美。对此，管理学大师彼得·德鲁克曾预见性地写下："你无法管理不能量化的事物。"德鲁克当时想的肯定是，企业管理应该遵循参考指数。而我们如今的生活准则则是，为了在各个方面追求完美而控制自我，包括控制大脑。

我们所做的一切几乎都是可以量化和比较的。我们可以用运动手表、时钟和其他器械监测自己的身体机能，测量行走步数、能量消耗以及血压。仅仅是计数和测量功能还远远不够，它们的功能还能优化。运动研究中心表示，用低电流刺激肌肉，不到20分钟就可以让人更健康。高效率可以让人更幸福、更成功，也可以让人得到认同。一切都可以更好。网络平台"量化自我"（quantifiedself.com）没有让人们成功实现"通过数据认识自我"，quantifiedself译为德语时具有双重含义：可量化的自我和错误量化自我（das vermessene Selbst）。这也许并不是偶然。

量化自己的人往往对自己的身体非常苛刻。他们锻炼身体，控制睡眠，健康饮食，多喝果汁，希望身边危险化学品零排放，而且还远不止这些。自我量化和不断改进令他们自负，就连大脑也得加强训练。日本的川岛医生曾经率先提出大脑训练，他现在已致力于提升人们的大脑思考能力。在这个过程中，他运用了各类工具。他认为，可以借助技术手段提升人们的思考能力，使其运作更快、更准。这一设想无异于植入大脑黑客，这吸引着越来越多的人。

波士顿的体验之后，还发生了一件事情。当时，没人知道我接受了这次实验。接受实验后，我产生了不良感觉，这样的感觉消失了几天后，我回到了柏林。我一回到家，我的家人就惊恐地盯着我："你怎么了？"她说我的脸看起来与以前不一样了，但我自己压根没有觉察到。电极连接过的部位看起来就像被人用老虎钳夹过一样，变了形。我的家人说："看起来太恐怖了。"遗憾的是，人们不会因为大脑黑客而变得更好，反而会变得异于他人。

过了几天，所有不良后果消失了，一切都恢复了正常。在那些接受实验后拍的照片上，我仍然可以看出当时发生过什么。即使是我本人也无法辨认照片上的自己，本书最恰当的实例莫过于此。如果我们不加顾虑地对大脑进行加工处理，自认为可以任意地改变我们的思考能力、心情和感情，我们可能不会变得更好、更高效，而是会精神错乱。这种想法是危险且自负的，自我优化的实验就相当于自残。因为大脑里的细胞能影响我们的个性，操控大脑就意味着操控个性。如果我们将自己的大脑视为需要不断优化的区域和经济资源，那么最终人类会再也认不出彼此，也无法辨出自己。

人类热衷于优化思想能力，其背后已经藏着一个完整的产业。最终，每个人的压力都会增加，随时随地都准备投入工作。为了能在考试或职场高压等阶段取得好的成绩，人们会使用神经细胞增强药物。通过给脑部连接电极刺激神经细胞，使得大脑在10分钟内便可处于所需的状态：活跃或是放松。我还希望可以不必再点击或触摸计算机与智能手机，就能将大脑里的信息传送给他人，同时还能将信息传送到手机或计算机上。要知道，通过思想来写这本书比在计算机上打字快得多。

如果验证最佳思想的标准是最佳的工作能力和工作成果，我们就会遇到一个问题：我们的思想无法达到这个标准。我们坐到凳子上，打算为一篇文章、一家初创公司、一个全新产品或者一个音乐剧本筹划创意。这时就会有很多事情发生。我们的压力增加，精神紧张，心情沮丧，只有一件事情不会出现——好的创意。

将大脑视为高效工作的生产力不仅会改变人们对大脑的认知，而且会改变人类的形象。唯有高效思想者才能获得成功，人们得思考如何优化自己的大脑。没有钱的人是办不到的，那么就只能成为"大脑失业者"。

我们处在一个新的时代，生活中的可能性都取决于自己的认知效率，这就是神经资本的时代。每月花299欧元用于连接大脑数据云端，这贵吗？如果你觉得太贵，很遗憾，只有"哈茨四"（Hartz Ⅳ）来帮助你对付那些过于衰老的脑细胞了。

近来，流行着这样一种说法：我们大脑的利用率仅达10%。尽管这种说法很荒谬，但它仍然根植于许多人的意识中，让人无法摆脱，因为它与现今"高效思想"的逻辑配合得太天衣无缝了。我们当真有90%的大脑潜能没被开发利用？如果这是事实，我们就应该去探索大脑。吕克·贝松是好莱坞杰出的导演之一，他为该题材拍了一部影片《超体》。尽管其因内容诋毁人类的精神力量、触碰道德而遭到观众的吐槽，然而，在电影发布会后，该影片却位居当年德国最佳影片排行榜榜首。《超体》讲述的是一个女人的故事。女主角露西因服用过量药物而获得了超强的能量。她的大脑非常活跃，她可以利用周围一切的能量，还可以借助电磁场向世界各地发送信息。她看得见过去和未来，也能远眺不为人所知的银河系。当大脑利用率真的达到100%时，思想就转换为纯粹的能量，转换为能与肉身分离的无所不在的意识。

我们可能不会很快实现意识无所不在。但从长远来看，借助药物、电极刺激脑部或植入芯片等方式让我们从大脑中获取更多能力是可以实现的。美国心理学家威廉·詹姆斯几百年前就写道："我们的意识和身体只有很少一部分为己所用。"人类自此不断地思考，如何摒除那些自己偶尔亦能发现的弱点和缺陷。但这真的可行吗？

早晨我煮咖啡的时候，咖啡机几乎是全自动的。"不动脑地煮咖啡"这种说法其实是不对的。为了煮杯咖啡，我必须去厨房，走近咖啡机，按下开启按钮，也许还得加水。咖啡煮好后，要将咖啡杯置于出水口下方，可能还要添加牛奶和糖。为了做成一件事，我大脑里的神经元在疯狂地运转着，而我却感知不到。煮咖啡时，大脑里许多区域改变着它们的活动，（煮咖啡的）需求、（按下按钮的）动作以及（感到可口的）感官互相协作。借助磁共振成像我们可以看见，为了煮杯咖啡，我们的大脑里发生了什么。我们肯定会惊叹：顺利地煮好一杯咖啡是多么不易啊！

我们根本没有意识到，即使是在最平庸的一天里，大脑仍在复杂地运作着，它每时每刻都能取得令人惊叹的成就！而我们想要的却永无止境。以前，我们想要提升摩托车和汽车的发动机功率；如今，轮到我们自己的灰色脑细胞了。我们目前还处在大脑研究的初期。如果人们服用药物，用电极刺激脑部或将大脑与计算机相连接，再或者用其他人工智能辅助人类智慧，很快就会产生更好的人类。或者不如说，很快就会有反应更灵敏的人类。这样的人类会更好吗？

我们处在大脑黑客可能性的初探期，不仅个人得着手研究，社会也得讨论大脑黑客的可能性和预期。大脑作为思想、个性的控制中心，应该在哪些领域得到保护？我们对保护自己的思想自主和隐私有哪些要求？谁能确保满足我们提出的要求？我们将来还有权利要求他人保障吗？我们对此要履行哪些义务和责任？

我不是神经科学家，也不想像神经科学家一样处事。为了写这本书，我已经与很多神经研究者和专家沟通过，他们都比我更了解大脑。但本书不仅仅涉及大脑科学家提出的问题，还涉及每个想自主决策的人应该如何处理自己的大脑和意识。这不是一个学术专题，而关乎人类的未来，关乎我们未来的独立和自由，所以我们不能只让神经科学家来解答。我们必须自己去寻找答案。

我前些年开始研究这个话题时，想到过一个句子——"我的思想我作主"。这句话能引起共鸣，它讲述了我们对自主决策权的抗争。

为此，我们仅仅拥有反对一些事情的权利是不够的，还应该有不支持的权利。神经资本开始征服大脑，我们每个人面临着全新的挑战。大脑思想成了钱的问题吗？如果有更多可能来提高、完善我们的认知效率，我们将来就能选择符合期望的认知效率吗？如果新的技术能直接读取大脑的想法并能让人们通过网络进行思想交流，我们还能够保护思想层面的隐私吗？如果越来越多的人使用电极、计算机芯片或者纳米探针接通大脑，使其成为全球沟通与知识网的一部分，我们会选择完美的大脑吗？答案似乎很简单。

真的可以选择完美的大脑吗？回顾历史我们可以发现，技术不断进步，人们的生活更舒适了。很多人即使在某时为技术的进步而奋斗，他们也有可能成为技术的傀儡。智能手机就像生活的遥控器，绝大多数人都将其带在身边。几年后，我们的日常物件都将联网，可以实现互通。冰箱可以决定何时补订蔬果，洗衣机可以决定何时洗衣以更节约电费。再多等上几年，我们可以乘坐无人驾驶的车逛逛四周，汽车将挑选最便捷的路线。技术的发展将使生活更简便、更舒适，但这只是技术剥夺人类思想的开始。

大脑连接到网络终会实现。世界各地的大学研究团队和硅谷的企业早已着手研究如何将大脑与计算机进行对接，如今已取得了初步成功。人类可以通过思想打计算机游戏、写文章、移动机器人手臂。

这只是个开头。如果技术进一步发展，在更多领域中得到运用，大脑就成为一本大家都能翻看的书。我们可以在这本书里读到自己和他人的情况，我们可以看到他人的面部特征及藏在其后的个性特征。个人的身份和独特之处影响着大脑对信息、情感、欲望的处理。对我们而言，自由的本质就在于不被人看出这一切。

大约在1780年有一首歌备受关注，它后来成了德国人的精神财富。

思想是自由的
有谁能够将它猜透
飞一般掠过
好似黑夜的影子
没有人能了解它

没有猎人能用火药和铅弹

将它击中

思想是自由的

事实上，我们已经吹响了征服思想的号角。能够揭开思想的神秘面纱并让众人知晓的技术极富魅力，研究人员甚至承诺将该技术上市赚钱。企业为了提供首批能够读取思想或完成大脑间交流的机器，将开启激烈的市场竞争。再也不用火药和铅弹，窃取思想只需将大脑与计算机连接。这样没人需要猜透更多人的想法，只需读取就可以获得。

随着技术的发展，越来越多的问题不加掩饰地被重新提出。在大量的大脑得出一个共同结果的情况下，到底是谁的思想？从大脑里提取并得到加工后的想法，归属权在谁的手里？会产生思想数据保护条例吗？就像乔治·奥威尔在小说《1984》里描述的，我们如何在技术仪器发展的背景下阻止"思想警察"的形成。

在神经资本过渡期，马克思"存在决定意识"的原理不再适用。在思想互联的世界，意识决定了存在。我的大脑日后是否还属于我？但愿如此。为了保持这一现状，我必须为此做些什么。因为未来人们能否跟得上这个世界的步伐并不取决于大脑数字化的程度。

我的大脑是我的，这不仅仅是自主决定大脑与意识的一句话。我认为，这也是人性、民主、自由社会的核心理念。大脑决定了一个人。谁操控了大脑，谁就可以操控自我。我们在开始操控大脑前，最好真正从细节处了解大脑。我们取得的所有进步都无法让我们更进一步地了解大脑。因此，我们暂时只能考虑：能否以及在何种程度上可以让大脑成为自我完善的训练场？

　　自由不仅是权利，也是责任。我们得创造新的世界。

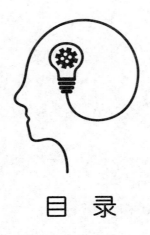

目　录

征服大脑：
通往神经资本的新纪元

第一部分

第1站　探索人们熟知与未知的大脑区域

我十分清晰地记得，我第一次下意识地去探索自己大脑时的情景。我不确定，这是否只是我的臆想。大脑运作的特征就是能够丰富记忆，乃至创造新的记忆。大脑会把过去的经历与个人的想象相混淆。这经常发生在那些脑部受损的病人身上，但也不仅仅是那些病人。真正拥有或者自以为拥有"健康大脑"的人也生活在回忆中，而只有部分回忆是符合事实的。如果的确如此，这便证明了大脑的工作方式，证明了我们的大脑多么富有创造力和建设性。大脑里的脑脊髓液（这个和镇静剂不一样）使得大脑能更好地运作，如此一来，大脑便能免受外界的影响。大脑借助这些内在的东西可以做许多事情。

我回忆起，当我还是一个孩子的时候，我躺在自己的床上，总是用手敲着脑袋，想把在头顶上筑巢的鸟儿驱赶走。我幻想自己头顶上有一个完好的鸟巢，鸟儿们大声地叽叽喳喳，

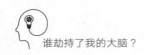

让我睡不着觉，它们还乱飞乱跳，让我的头发乱成一团。在出现《愤怒的小鸟》游戏之前，这或许是一种臆想。这些鸟儿都不友好，它们到处凿洞、飞奔，然后又停在云层。它们发出响声，根本不睡觉。为此，我得醒来，起床，被妈妈抱入怀中。这样的场景有时会反复出现，直到困意再次来临。

我记得，我那时四五岁。我可以这样确定，是因为还需要几年，我才有了自我认识与自我反省的能力。在一个新生儿面前放一块镜子，他不知道自己看到的是什么。孩子在15~24个月大时，才能认出镜像：这就是我！但能够认出镜子里的自己，并不等同于有自我意识。再过2~3年，他的自我意识才得以形成。这时他才能将人和思想联系起来——在思考的人就是我。人们要理解笛卡尔的名言"我思故我在"所表达的内容，通常还需要许多年，有的人得用尽一生，有的人却永远也无法理解。人们死后，也许会更幸运，因为不必再探索这个哲学问题了。

回到前面提过的头顶上的鸟儿。在我四五岁大时，它们首次出现在我的脑海里。从此，它们一直伴随着我。它们时而温顺，时而暴躁，但我知道，它们属于我。我脑袋里有些东西，它们可以产生画面、声音、感觉以及想法。这是我一生中最激动人心的发现之一。这可能会带来变革，我对此充满了敬畏。即使我不信上帝，我仍然一再怀疑，我们如何纯粹理性地证明大脑是我们思考、感觉、存在的地方，以及这样的论证是否正确。

　　无论如何，我十分感谢那些浮现在我脑海里的东西，即便其中有许多是我不认识的、不擅长的、不敢做的。但如果我开始改变，放飞思想，这就很好了。如果我能思考如何解决困难，那就更好了。在我的一生中，我在现实世界里不敢做的事情，可以出现在我的脑海里。可以说，我一直是一个迷失的海盗，在思想的冒险岛上快乐无比。

　　大脑是我们进化之路上的宝藏，也是我们一生寻觅的宝藏。大脑使每个人成为自己。我十分好奇，大脑是怎样运作的，我们能否影响它的运作及后果。如果在大脑的许多运作方式还未经研究或未被了解时，我们就操控大脑，使大脑更快、更高效地运作，就会潜藏风险。有人主张持续开发我们的思想资源，他们认为这能丰富我们的思想，而且不会带来任何风险和副作用。这肯定是错误的。相反，我们头脑里的小帝国很有可能会进行反抗。认知革新的失败已不是第一次了。

　　大脑充满了神秘，或许对人类来说，这种神秘很具影响力。时至今日，数百年的研究还未完全揭开大脑的神秘面纱。试想一下，人们可以用简单的科学窍门控制人脑，这是多么天真啊。"若人类的大脑是如此简单地编织在一起，以至于我们能理解大脑，那我们也是如此简单地编织在一起，以至于我们无法理解大脑。"美国神经学者莫兰·瑟夫这样说。

　　如今，我们已经对人类大脑有所认识，但这还不是全部。

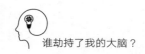

大脑是我们思想、感官、行动的调控中心。三四十亿年以前，地球上就有了生物。从早期的多细胞生物开始，过了6.5亿多年的时间，人类才出现。他们的大脑由神经细胞以及其他部分组成，是一件非同寻常的艺术品，和当今人们的大脑一样运行。大脑是内部世界与外部世界进行交流的中央器官，它不是独裁专制的，而是可以学习和改变的。一些人认为，这个奇妙器官处处蕴藏着人类的意识或灵魂。其他人并不这么想，他们认为大脑本身没有灵魂。那么，灵魂如果不在大脑里，究竟会在哪里？

我们的大脑具有协调感知的能力。大脑的许多不同区域共同协作，有的负责协调更高的认知功能，有的控制感官功能。

物理学家加来道雄发现了一个很好的例子，可以说明大脑是如何协调各项人体功能的。对他来说，大脑像一家大公司，有明确的等级制度，有一定程度的官僚作风，还有各种信息流。我们从各种经验中得知，当我们对可能的领导与决策模式充满激情之时，必须有人做决定，否则将会陷入混乱。这是前额皮质的任务。可以说，前额皮质是大脑的最高规划总管，它负责更高的认知任务。它仅仅获取一小部分的大脑加工信息，但它承担着大型任务，即协调这些信息，让大脑所有区域一起做出决定，像公司的管理层一样。但加来道雄没有提到上下级的说法。更确切地说，前额皮质不停地与所有"公司部门"沟通，并在它们之间进行斡旋。

如果大脑没有这种协调能力，那么大约140亿个神经细胞就很容易失控。神经性活动虽然会产生火花，但没有任何意义和理解力。只有大脑的神经细胞共同运作，才能产生意义和理解力。然而简单的事物要成功地达成合作，是非常困难的。当两个人约好共同做一件事，比如喝咖啡，这件事可能难以成行。但大脑能够履行约定，协调工作，完成大型任务和关乎每个人生存的任务。

大脑占体重的2%，为了完成上述任务，大脑消耗的能量约占每天机体所耗能量的20%。在有压力时，大脑消耗的能量更多。假如你把一盏灯直接与大脑相连，它就会像20瓦的灯一样发光。这听起来不亮，但却会使大脑遭罪。我们应该关心的不是亮度，而是其带来的启迪。启迪大脑相对来说有益。如果你让这只20瓦的灯亮了一整年，你会多缴大约50欧元的电费。但50欧元是否充满思考、工作、运动、爱与生活？你完全可以相信，如果大脑是一个电冰箱，它的能源等级毫无疑问达到了 A＋＋＋。

因此，大脑是最高效的能源控制中心，即使高性能的计算机也远远落后于大脑。计算机每年需要数百万欧元的电费，才能实现同样的计算能力。相反，大脑需要的主要是充足的营养：蛋白质、脂肪、维生素、碳水化合物、营养矿物质和水分。谁认为仅靠芝士、汉堡和烤香肠就能维持大脑运作，他就

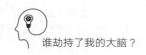

错了。当一些人吃了难以消化的食物时，他们会倦怠和疲劳。所以，要吃得健康一些。鱼、肉、蛋、坚果、蔬菜和豆类，这些都是对思想有益的食物。有时候一块巧克力也对思想有益，因为它带有多酚和黄酮类化合物。或许，一杯红酒有时候也是有益的。但有些研究成果劝诫大家不要喝酒，有些建议大家饮用红酒。对此，支持者和反对者一样多。

只有很少的人持有这样令人印象深刻的见解：大脑灰质能协调人类的生命。我们要明白，我们为什么只使用了10%的大脑。事实上，我们休息或冥想的时候，不同的大脑区域之间的信息交流在减少。但通常情况下，许多不同区域在协调运作。即便是在睡眠期间，沉睡者大脑中发生的事情也远超你所能观察到的。我们只用了10%的大脑能力，这一说法无论如何都是不现实的。更确切地说，我们也许只了解大脑10%的运作方式。

哈佛大学的神经生物学家杰夫·W.利奇曼认为，在认识大脑之时，我们才知道自己的无知。有一次，他在课堂上提问："关于大脑，如果我们必须知道的为1000米，那么在这之中我们走了多远？"按照惯例，学生们先是沉默，之后就有学生迟疑地答道，"250米""500米""750米"……利奇曼打断了学生们的回答，深吸了一口气说："差不多10厘米。"

令人印象深刻的谬误：虽生动形象，但向来是错误的

几个世纪以来，自然科学和哲学一直就大脑问题存在激烈的争议。实际上，这个争议不仅仅与大脑有关，还涉及人类的特征——自由、个性和独特性，以及与之相关的权利与义务。我的大脑可以权衡各种信息和意见，再做出明智的决定，我难道就自由了吗？除我以外，没有人做出这样决定，我难道就自由了吗？或者我做出这样的决定，只是因为这样的决定更好，而我大脑中的神经细胞却在嘲笑我天真。

大脑不仅作为一个整体具有争议，它做出的决定也颇有争议。这样一来，我们会遇到许多细微的谜团，这也是人类最大的奥秘。大脑就像机器一样运作，但我们还没有发明出一台像大脑的机器。除了人类智慧及个体大脑以外，大脑间的合作也可以产生智慧，我们称之为人类思想，甚至是世界精神。

人类几十年来一直致力于此。人工智能领域的研究人员来自世界各地，他们致力于研究人类的思维能力，即克隆人类的智慧。有些人让计算机变得强大，以至于计算机可以迷惑我们，让我们认为它们与我们一样。而从建构主义的角度来看，这样的能力完全足够了。作为人类，如果要我无法确定计算机是否是计算机，那么这台计算机至少得和我一样聪明。因此，它必须通过所谓的"图灵测试"。1950年，阿兰·图灵设计了这项测试，以确定机器是否能像人一样思考。2014年，一款名为"尤金·古斯特曼"（Eugene Goostman）的软件模拟了一名13岁的乌克兰男孩，首次成功地通过了图灵测试。在英国皇家学会举办的竞赛中，该款计算机程序使得1/3的评委相信其具有人性，并在比赛中获胜。顺便提一下，每个人都会定期参与小型图灵测试。当我们在访问网站时，需要输入一系列的数字和字母，人们称之为"captcha"（captcha是缩写形式，意为"全自动区分计算机和人类的图灵测试"）。

机器智能的其他支持者并不满足于从认识论视角，研究区分人类与人工智能的"马其诺防线"[1]。他们想要超越极限，创造一种真正属于人类的机器智能，比人类更有智慧、更高效，并且在某个时候具有自由意志，或者更确切地说，能够自由发挥。如果成功，自主学习算法驱动着机器，将使其重新编程、不断发展和改进，在某个时候，机器可以超越我们而存在。这是我们进化道路上的十字路口，这个十字路口决定了我们的心理与生理学发展，使得我们可能被机器替代。人工智能专家马文·明斯基对即将到来的人工智能"帝国"有少许的不确定，他曾经评论说："如果我们走运，人工智能'帝国'将把我们视作宠物。"

---

[1] 二战时期，法国为防止德军入侵而在法德边境修筑的防线。——编注

当我们如此多而密集地研究人类大脑的克隆时，说明大脑对我们来说是多么迷人。迄今为止，高效运转的大脑是独特且无法模仿的，它的独特性与不可模拟性是它最神秘的部分。如果我们能够理解大脑的所有细节和功能，我们就可以解密我们思想的独特性并认识自己。

但是，我们的大脑真是独一无二的吗？如果我们回顾人类的进化史，就有充分的理由相信事实并非如此。因为在人类大脑中，有不同的部分或区域显示了其早期发展的轨迹。在发展至今的过程中，大脑可能更强大、更高效。这就是硅谷的神经增强预言家的梦想，但是为了实现这个梦想，以后还要投入更多。

对于加来道雄来说，大脑就像是一个博物馆，里面包含了我们漫长的进化历史中各个阶段的遗迹。例如，爬行动物的大脑最早位于靠后的区域。时至今日，它可能仍然负责着非常基本的生命功能，如呼吸、交配以及防御行为。这一区域如今转移到了大脑中部，主要负责情绪管理。人类大脑进化中晚期出现了大脑皮层，负责处理更复杂的认知过程。

如今的大脑基于有机的人类思想，也许是很发达的形式，但绝不是最终的形式。尽管在过去的二三十年里，研究进行得很顺利，并且获得了惊人的发现，但我们还需要学习更多，以便知道未来我们的大脑会发生什么变化。

遇到一些难以理解的地方时，人们就去寻找比较案例或

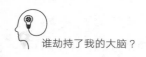

隐喻。为大脑寻找比较案例，这有着悠久的传统。在旧时代，一切始于黏土造人。因为黏土是人类早期历史中的重要建筑材料，所以认定人类肯定也由此造成，这种比喻非常愚蠢。这只是从历史的角度分析大脑，它告诉了我们如何说与做：时间的有效思想模式总是影响我们解释大脑与智力。我们想象不到的东西，就用可以想象得到的东西来解释。

在历史上，长期以来存在着这样一种说法：我们的脑袋里住着一个侏儒，他控制着我们的所有行动和决定。如果我们没有更好的解释，这个侏儒就是人类的变体，是大脑的驱动力。但是，从认知哲学的角度来看，这种解释永远行不通。那么，是否有另一个侏儒坐在这个侏儒的大脑里做决定呢？在另一个侏儒的大脑里坐着一个更小的小人在窃窃私语吗？这种情况一直持续下去，直到我们不得不把每个人的脑袋都想象成俄罗斯套娃，一个小泥人嵌套着另一个小泥人，永无止境。

技术进步总是决定大脑的概念。随着液压的发现，人们产生了这样的想法：在人体中，不同的液体系统负责身体和思想的各项能力。自动化取得了初步成功，这使得英国哲学家托马斯·霍布斯在17世纪提出一个设想：大脑中的机械反应过程负责人的思考。19世纪，化学和电学领域的新发现让德国物理学家赫尔曼·冯·亥姆霍兹将大脑想象成一台电报机。

这意味着，我们已经相当接近几十年来确定我们大脑思考的类比。如今，当人们谈论大脑，就会提及电脑，这是一个完美的比较——机器让我们思考。相反，思想就像软件，让机器运作起来。这是一个很好的类比，我们的大脑能加工、处理思想。搜寻对大脑的描写与解释大脑的比喻，总是与时代有关。现在，我们生活在计算机时代。约翰·冯·诺伊曼被称为"计算机科学之父"，他在1958年出版的《计算机与人脑》一书中写道："人类神经系统的功能是'初步数字化'。"思想起初看起来像数字，这是诺伊曼一次有吸引力的比较，他后来的成功表明了这一点。遗憾的是，他错了。

计算机科学：人类的极限

深入研究大脑和神经系统就会发现，为什么情况并非如此。在多年的工作中，计算机能够不必习惯人类及其家庭环境、社会和文化的条条框框而运行。你打开计算机，软件就播放起音乐来。计算机不必接受教育，数据也不需要社交，它们始终以相同的方式运作。

这与人的大脑不同，大脑在生命的早期阶段是逐步发展起来的。遗传因素，即人类基因，发挥着重要作用。除了那些在子宫中已经开始受环境影响的基因外，其他基因也发生了变化。在出生后的头几年，人类的发展由基因和遗传决定，但也通过奖励、习惯、教育和人的社会化来发生变化，从而

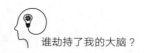

处理各自的生活环境。一个孩子融入社会中，他的大脑也随之成长。这一切与计算机不同。但最重要的是，计算机的存在主要并不是出于某种获取社会关系的愿望，计算机可以在角落里待上几年也不会变得沮丧。你每天都可以对计算机大喊大叫，但它并不在乎。对人类来说，这种情况就不同了。这会让人感到很特别，有时甚至让人特别脆弱。无论如何，这从根本上将大脑与计算机区分开来。

那么，为什么机器和大脑之间的比较经得起考验？这是有原因的，那就是人们对改变和改善的渴望。预言家都有着这样的愿景：计算机可以帮助我们克服人类生存的各种限制，其中最重要的一个限制就是大脑。尽管大脑运作得很好，运作的结果往往令人惊讶且富有创意，但它的能力是有限的。有些天赋很高的人可以背诵 π 的300个小数位，解决复杂的算术问题或具备记忆照片的能力。例如，有些人由于阿斯伯格综合征（AS），具有不同寻常的记忆或计算能力；还有像美国人吉尔·普莱斯这样的人，他们拥有绝对的记忆，并且可以准确地记住他们青春期以来的每一天，包括彼时的情绪。

还有天才，比如天体物理学家史蒂芬·霍金，他可以解释宇宙的起源和无限。霍金这样的人是天才。正如叔本华曾经描述的："人才能击中他人击不中的目标，而天才则击中他人看不见的目标。"霍金这样的人是例外。人在思考时，遇到障碍是常事。我们不必成为天才，但我们难道不想获得机会，让自己更具天赋、更敏捷、更善于思考吗？

如果大脑是一台计算机，我们只需要追加技术投资，更新处理器，扩大存储容量，运转智能算法，便能造就天才。同样，一些人相信，我们可以操控大脑，就如操控汽车一样，例如给身体注入药物，使其达到最佳的运作效率。我们可以将大脑与全球的计算机网络相连，这样计算机可以接管枯燥的工作，而人类的大脑则能成为超级计算机，人类未来能朝着超智能方向发展。

我们知道，由于技术的发展，许多新鲜事物应运而生。例如，在几分之一秒内对数十亿条数据进行广泛分析，可以在一切事物中找到模板，包括人类的思想。从这些模板中可以推导出，人们在何时会做出怎样的决定，有时甚至可以预测未来做出的决策或得出的结果。这会产生一系列伟大的成果。例如在医学界，对数十亿疾病数据的分析可以产生新疗法，医学界已对此着手研究了数十年。技术进步实际上可以帮助人们思考，推动社会发展。也就是说，如果计算机会思考，就表明人的思考和算术是相似的。

但这对我们有什么影响呢？人类会一次又一次地从思想与意识的力量中重新发现自己吗？大脑是创造力和社会关系的合成物，在这一点上，大脑与计算机有本质的不同：大脑是我们思考和创造的前提，而计算机是我们思考和创造的结果。现在，如果重新界定机器的性质，这实际上会成为人类智慧和效

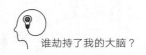
率的衡量标准，我们会混淆初衷和目标，甚至因果关系。

人等于机器、思考等于算术吗？人工智能或计算机化的思想代表了更快、更可靠、更高级的信息处理形式，但我拒绝称其为思想。公元前4世纪的希腊哲学家说："思考是灵魂的自我对话。"在优化大脑的条件下，这种自我对话成为一种刺激反应的模式。明智的做法是，看谁比其他人更能达到高性能的指标。而在人不再出现的地方，计算机就会接管。我们不再需要思想迟钝的人，有时也不会要具有矛盾、犹豫等特点的人。

当我们坐在计算机旁优化软件、优化算法，让计算机能够在经验中学习，也就是以某种方式使计算机人性化时，人类正在朝着另一个方向前进。人类应该更快、更好、更高效地思考，这样就会变得更相似、更可预测，人类也会因此失去特别之处。人类的存在也许是一个错误，这个想法可真讽刺。

第2站　在黑暗的房间里——穿越感官世界的旅行

我们可以和大脑对话，这难道不好吗？有人问：你想变得更好吗？为了提升效率，你想与新技术产品互联吗？这对你、我和我们会有好处吗？如果一个人可以与自己的意识探讨：自己应该改变什么、人机结合应该允许以及反对什么，那将是一场真正意义上的启蒙对话，我们就很容易找出优化自我的局限在哪里。

但这是行不通的。在这个虚构的讨论场景里，我们可以直接进入核心问题。我们不能在工作中观察大脑，问它好不好，或者有什么变化。即使我们能安全地取出大脑，用手称重，并且开心地观察它，我们也不会看到为了能够回答我们的问题而想要看到的东西。我们可以问大脑："你过得好吗？"以及"我们对你做出的安排，你愿意参与吗？"但我们不会得到答案，而我们身边的人也许会建议我们尽快去接受心理治疗。

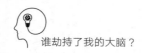
　　作为控制我们思考和行动的重要器官，大脑可以既是观察者，又是观察对象吗？这是不可能实现的。为什么呢？社会学家一直在密切研究这个问题，尤其是尼克拉斯·卢曼，他称之为系统和环境的差异。这听起来很复杂，实际上也确实很复杂。简单地说，这个概念描述的是一个系统，也就是人的大脑只能观察环境，却不能观察自己。那些试图观察自己的人最终会失败。我可以观察自己的手如何移动，如何伸手去拿杯子，或者如何抓住另一只手，但我看不到自己观察或思考的方式。在每一次尝试中，我自己总是陷入其中。我就是主观性观察的主体先决条件，我既是出发点，也是目的地。而反过来，只有在量子物理学中这才有可能。正如物理学家薛定谔在1935年描述的那样，量子力学事件可能既是因，也是果，盒子里的猫可能是活的，也可能是死的。为了分析自己的大脑，我们必须走出局限，把自己物化为一个主体。也就是说，分离自己的思想与大脑，然后判断大脑的本质特征。这么做的后果可能是一个接着一个的人发疯或死亡。

　　尽管你试图深入观察大脑，但任何可以想到的技术和方法都无法让你看到自己的思想。我们可以测量脑电波，可以记录突触活动，但绝大多数与思想有关的问题仍然有待解释。因此，到目前为止，我们必须满足于观察自己的讲话、决定、思想带来的行为及后果。这时，我们从自己的行为方式中得出结论，即大脑的某种性质或大脑活动。

　　例如，智商测验基于一般标准来确定一个人的"聪明"程度，即大脑的运作效率。测试标准是社会的观点，取决于其产生的时间和社会环境。智商125的人真的比智商110的人更聪明吗？这个数字到底说明了什么呢？正如美国心理学家埃德温·博林在1923年所说，智商测验所测的并不是智力，而是做测验的能力。智商测验更多的是为了让一些东西变得可衡量和可比较，而这些东西却在很大程度上超出了我们的分析范围。智商测验是社会的测验工具，是一种用来表达认知资本价值的"货币"。当我们用它来试图观察、衡量智力时，我们会观察出什么区别？

　　我们虽然在研究大脑生物和神经功能，然而，大脑作为我们思考的场所仍然是一个谜。所以，也许只有身处其中才能揭秘。这并不意味着入侵大脑，而是创造了一种情况。我们可以观察这种情况下的大脑活动与在日常生活中的其他情况有何不同。为了能够了解大脑，我们首先需要探索，我做了以下尝试。

一片虚无：没有光，没有声音，没有人

　　在8月一个阳光明媚的日子里，我在隔音暗室里度过了24小时。这个房间位于瑞士温特图尔市苏黎世应用科技大学的地下二层。我找到了这个房间，一个没有干扰的实验房间。

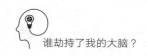

我的实验是这样的：在无诱惑的环境中测试大脑，可以说这里是一个感官净化室。

我与校方签订的合同上写着："米莉亚姆·梅克尔女士打算在我们的实验室进行一次知情的自我实验，在24小时左右的时间内（在全面的黑暗和不安中），她尽量避免获得任何刺激，我们将适当评估她的相关经验。"我不得不保证，这个实验是我自主决定参加的，我可以随时离开房间。我还保证，我会赔偿损坏的家具，但是这儿几乎没有家具。

这一天，我开车过去，把车停在地下车库。在地下二层，我先与研究小组碰面，之后才能进入房间。实验室管理员腾出时间，把一切都详细告知我。应急灯的开关在哪里，厕所在哪里，我如何呼救。这个地下室没有无线电，意味着我不能打电话。不过这里有Wi-Fi，我可以发送电子邮件。

在我即将进行感官实验的房间里，放着一把椅子和一张沙发，墙边有两张桌子，上边搁着我的包，这里连张床都没有。我拿出两瓶水和黄油面包，作为我的食物。房间近似方形，大概40平方米。我看了所有东西，也记住了它们的位置。

房间门一关上，就可以开始这24小时的实验。我尝试着与大脑以及意识对话。我的录音笔放在桌上，一旦这房间里真的有对话，我就可以把谈话的过程记录下来。我想，最后只剩下静默。

我不曾想过，我可以在一间隔音的暗室里度过24小时。

但还好，我过得还可以，甚至比我想象中好很多。在光线消失前，我问自己，我在这段时间里要做什么？在黑暗即将到来时，我感觉到一阵恐惧。在黑暗中，我什么都看不清。我的iPad放在包里，我把它拿出来，打开它，屏幕会发光。它能把房间照得亮一些，给我方向感，甚至是安全感。我可以开始阅读，可以看电影，或盯着某样单调的东西，甚至只是上网。这里有Wi-Fi接口，而我之前就获得了密码。当我想要和外界联系时，我就可以在这个安静的房间里与外界取得联系。

在一阵迷茫之后，我觉得在这里待着其实也挺好的，我在这儿可以专注于自己的感受。我的手和脚平时都是冰冷的，现在却十分暖和，我能感觉到血液在我的指尖和脚尖有节奏地流动着。我的听觉也发生了变化，我听见不停的"沙沙"声，这声音并不在这个房间里，而在我的体内，它停在这宁静中，如此轻柔。我的大脑让这声音静了下来，以便我能听见并承受这静默。我在这漆黑的地方也能看见，我能看见光晕和它的形状，它漫游的模样。我能看见光点和它的影子，或许它们并不在那儿。

我就这样坐在那儿，时间一分一秒地过去，一片虚无。我喜欢这样的虚无。很幸运，我能够像这样坐在那儿。时间过得很快。我不知道，如果这个实验没有固定的结束时间，我会坚持多久。我要是不知道24小时之后我会离开这儿，我要是不知道有人会来接我，或许情况又不同了。然而现在是现在，这

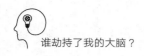

样就很好了，这对我来说很棒。和我平时想的不一样，我现在用另一种方式思考，并且思考不同的事。在日常生活中，我们很少思考一些事情，因为我们必须参与其中。在远离现实的情况下，我们不得不思考虚无的东西，没有目的，却有意义。

世界就在屋外，外面的人却联系不上我。要是有什么不对劲，我可以求助，可以写一封邮件："把我从这里救出去吧！"然而我并不需要帮助，我可以救助自己，笼罩在我周围的虚无有助于我更好地理解自己的思想与感受。

黑暗吞没了一切：远的，近的，美的，丑的。黑暗里，一切都无异，无法分辨。如果我们身处黑暗中，不知道谁是谁，则一切都需要重新整理。

从不同的角度来看，这跨越了界限。当我踏进这个房间的那一刻，我就跨入了另一个世界。我从现实时间进入实验时间，为时24小时，也就是一整天。为此，我告别了现实世界，意识也跨越了界限。在这儿，我的方向感被剥夺。为了处理输入的信息，我很想知道，我的大脑会做些什么。

我还记得自己刚进入房间时，我审视了这个房间和我的处境。这个房间可以说有些简陋，是教学楼里一个功能性房间。地上铺着人造纤维地毯，两张并排的桌子靠着后墙，前面是一张棕色皮沙发和一把黑色的办公椅。一大块玻璃嵌在左墙里，几乎把一面墙都填满。这里是一个实验室，通常用来测试技术和仪器。实验员通过镶嵌在墙上的大玻璃可以观察房间里到底发生了什么。然而，今天这里没人，房间还上了锁。在实验开始前，我就已经确定情况会是这样。这是一次自我实验，没人观察我。且不说24小时里这个房间漆黑一片，也没有声音，就算有摄像机对着我，也拍不到任何东西。难不成用热成像摄影机？但我希望没有任何人或者物来记录我这场实验。

这或许是一个疯狂的决定。在过去的几天里，我总感到身体不适，可能是担心在这个房间的24小时会发生的事。那将会是什么感觉呢，对我来说也许并不是好的感受。然而我还是想亲自体验一下。这场体验对我来说并不是一次消遣。在准备阶段，我向朋友描述了这个实验。他们觉得我很奇怪，甚至有些无法理解，问我："到底是为了什么呢？"我说大部分原因是出于好奇。

我将会在这个房间里度过24小时，没有光，没有声音，没有任何东西。我可能不会在这里睡觉，而是在沙发上或凳子上坐着，或者在房间里某个地方站着，因为在黑暗里行走并不容易。我会让我的大脑处于工作状态。一个朋友曾对我说："这样对一只宠物也许是违法行为。"也许吧，但是宠物没法自己做决定，而这可是我自己的决定。

以前，这样的房间被称为"隔离室"，用于治疗精神疾病。为了隔离一切外界刺激，病人们在一段时间内被锁在这样的房间里，以确保治疗成功。现在不再有这样的治疗室了。

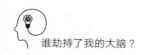

　　我随时可以离开房间，无论何时觉得不对劲和不适，或者不想再做实验，我都可以走。我的车停在地下停车场，我知道怎么走回到车那儿，然后随时可以把车开出停车场。我还要多频繁地向自己确认呢？除了我自己，没有任何东西强制我留在这儿。实验开始前，研究小组向我描述及演示过，必要时如何走出教学楼以获取些新鲜空气，然后再回到房间。"最迟明天中午 12 点我过来看你。"当时研究中心的同事这么说。站在空旷的房间里，我点点头，然后光线消失了，笨重的房门伴随着沉闷的声音关上了。

　　我站在一片漆黑里。仅仅几分钟的时间，我相信我明白了什么是人们所说的"隆隆作响的寂静"。这个房间里是如此安静，以至于我的耳朵无法承受。似乎有什么东西正在我的身体里嘶鸣着，我感受到压力一次又一次袭击了我。我站在房间的中央，在眼前挥动手，确认我是否还能辨识什么，然而什么都没有。有时我会想象，我可以看见手的影子在眼前一晃而过，无论我是否伸手它都在那儿，它是我脑海中的一个怪物，是我想要看见东西的欲望，而不是现实存在的。

　　我发现了椅子所在的方向。我慢慢摸索着，为了不撞到东西，两只手一直放在身体前方。我的左脚尖似乎碰到了什么，我轻轻弯下腰，摸到了办公椅。再过一段距离我摸到了沙发，我转过身坐下来，把鞋子脱下，两腿搁在办公椅上。我坐在完全黑暗、寂静的房间里。我周围什么都没有，没有日常生活的刺激，没有各种信息的围攻，没有来自外界的丝毫音信。然而我的大脑就像一位恐惧的士兵，由于不知道敌人在哪，甚至不知道他们是否存在，只能向四面八方胡乱开枪。

　　我就这样坐在沙发上，把腿放在上面，准备完全投入所思所想之中。一阵放松后再也行不通了，思绪在我脑海里飞驰。我想了一下，为什么可以大声说话是一件妙事，然而另一个念头袭来，把原先的思路打断。我开始思考时间，现在有多晚了，我是否才刚刚进入这个房间没多久。我感觉我的大脑如同电流超负荷的电器在工作。这片黑暗里到处闪烁着光点，我尝试着用眼睛去追随、去定位，但只是徒劳。每当我认为看到了光点，光点就消失不见了。

　　我垂下头，然后闭上眼睛。这很有用，一切都平静下来了。眼睑宛如一张帘子，我可以把帘子拉上，暂时把自己和外部世界分开。眼睑就像是放在脑袋上的铠甲，把大脑嵌在其中包围住。现在房间里漆黑一片，没有什么会伤害我的眼睛和大脑，闭上眼睛就可以享受安宁。重要的是，不再有视觉刺激。闭上眼睛寻求安宁的行为可能是在人们进化过程中习得的，甚至可能是遗传基因所导致的。外面一片寂静，当我闭上眼睛，虽然什么也看不见，但内心很平静。

　　这么做很好。我的思绪放慢了一些，但还是无法在几秒内集中精力，思想有些跳跃。我的大脑需要固定在一个栏杆

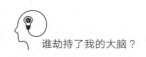

上，这样，思想可以沿着它慢慢向前走，直到更熟悉房间、环境以及现状。我把我的日程想象成栏杆。从星期二早晨起，我一天天地过下去。我仔细地思考将发生的、可能发生的、我可能想做的事，数着日历上接下来的日子——星期三，星期四，星期五。这样的方法十分有用，虽然我能想到的很少。但我和大脑都需要时间，在这样的条件下彼此适应。

我肯定在某个时候打了盹儿，黑暗让人疲惫。当我再次醒来的时候，我突然有种不一样的感觉。我观察着房间后壁，那里就像是挂着一个配有亮度调光器的大屏幕，上面有深蓝的、深紫的和深红的画像，感觉不真实。我突然间看到有影子在屏幕前晃动。我坐在沙发上，有点害怕。我感到疑惑，那影子是否与另一个房间里走动的人有关？

外面的人是不是能看到我，拍摄到我在这样一个黑暗寂静的房间里坐着，并试图辨明方位和重掌局面？我盯着那面墙和那个像屏幕一样的地方，它却突然在我眼前消失了。然后就再也没有出现了，在黑暗深处我看不到任何东西。过了一会儿，一个模糊稀疏的光斑缓慢地扩散开来。我心想：这是什么东西？是大脑在跟我开玩笑，将我想象的东西投影到我的眼前，还是将根本不存在的东西投影到我的眼里？

我盯着那面墙，陷入了沉思。这种状态使我疲倦，整个身体处于紧绷状态，思想也一点不放松。当出现了一个光点，我能隐约地看到某些出现的东西。但是当我想集中精神看清楚的时候，它却消失了。当我转移视线的时候，我能看到外面，但没法聚焦。

我突然又看到一点绿光，它很小，有着奇怪的形状。之后我又看到了一个蓝色的光点，像小星星。我尝试把目光集中在蓝色的光点上，但是它却消失了。那是什么？我看到的是什么？

我应该去那里检查那面墙，弄清楚我在对面看到的东西，弄清楚光点是什么，是什么令我不安。为此我必须站起来走几步，才能走到墙边，近距离看那面墙。这似乎很难。我坐在那里，一直坐着，思考着我应该怎么走才能到达对面那面墙，应该先沿着桌子走到墙边，再沿着墙走到那一面墙，去看看究竟是怎么回事。不过我没有任何行动。这是我第一次在感官完全丧失的情况下出现了身体僵化的状态，或许是我的身体因冻僵而产生了过激反应？我的鸡皮疙瘩都起来了，但是我仍然无法动弹。大概20分钟后我才开始行动。这也许只花了2分钟，但对我来说好像20分钟那么漫长。

我终于离开沙发，站了起来，然后用手摸着桌子，沿着桌边慢慢地挪动到墙边，最终站到了墙角。过程比我想象的要快得多，而房间似乎也没有我想的那么大。为了弄清楚我刚刚在墙上看到的是什么，我把手放在墙上。我看到了一缕光线，然而任凭我怎么看也没看到我刚刚所看到的巨大屏幕和屏幕上走来走去的人影。我看到的就只是一缕光线。我站

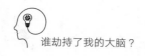

在那里，心里想着是否有人会在另一边。如果是这样，就太可怕了。我非常强烈地希望情况并非如此。现在我对那从光点中倏忽而过的阴影并不意外，但这让我感到害怕，而且我不确定自己是不是还要在这个房间待上很长一段时间，还是冲出这个房间，查看那里有什么或是谁在那儿。但是没有人走过，墙后面什么也没有。

我想我已经盯着这缕奇异的光好几个小时了。与此同时，我感觉两个"灯环"照亮了我的内心，就像酒店浴室里的化妆镜一样，我不知道为什么会这样。我无论做什么，它们都不会消失，无论是睁着眼睛还是闭着眼睛。我的眼睛从里面发光，而我周围的一切都很黑暗。通过我眼中的这两个光环，我看到了另一束光。如果我长时间盯着它看，这种光就会遍布周围，像星光一样忽明忽暗。而这种光则形成了奇怪的图像，有一个绿色光点不断地出现在我眼前。我不时有这样的感觉，就像墙后面有一个从下往上的升降机，我甚至偶尔会从里面观察到人的轮廓。电梯慢慢地由上往下，然后慢慢地由下往上移动。我一直盯着它，直到它离我越来越远，在我的视线之内消失。我的眼睛有些疼痛，黑暗中目不转睛地看东西比有光的情况下累很多。

我坐回沙发，刚刚的感觉对我毫无帮助，那不过是一面墙。我刚刚描述的所看到的一切都只是源于我自己的想象，我的大脑就好像必须得有双倍的感官刺激才能运作。随着时间的推移，大脑并不习惯于黑暗和沉默。它变得十分活跃，我的思维就好像处于因喝醉酒而兴奋的状态。

就连我的耳朵也捉弄我。当我注视墙壁上的光的时候，我的右耳能听到"嗡嗡"声，但是我转向右边的时候，声音就停止了。如果我再转回去，那个声音又开始了。我认为，如果我以某个角度可以听到这个声音源，那就证明我听到的声音真实存在。这简直是胡说八道，因为这个房间里面其实并没有任何声音。只有那些我自己发出的声响，事实上也可能是想象出来的声响。

晚上独自坐在一个地下室确实是一件奇怪的事情，在某个时刻我感到自己被关押在了一个矿井里面。或许我根本不在教学楼的地下二层，而在矿井之中，我能听到、感受到矿井的存在。偶尔会有震动，轻微的震动，这震动一定是有人在钻探岩石，我甚至听到钻头如何沉闷地钻进石头里。一切声音都很遥远，非常模糊，但我听到了。偶尔会有小型爆炸，虽然声音不大，但是可以听得很清楚，然后我周围的墙壁在噼啪作响。

我开始在脑子里构思一篇文章。"X先生是一个有礼貌的人。"这是第一句，这句话我想了几分钟，反复斟酌了一下。不是我在思考这句话，是我的大脑在思考。我的大脑中不断出现这句话。大脑在使用大写字母，每个字母都拖得很长，每个字母都有自己的音调。不知道是从什么时候开始，我一

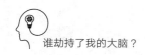

直在这个寂静的房间里默念这句话。我向前靠在扶手上，脚早就从椅子上放下来了。因为放松的身体姿势完全无法使我满意，于是我弯下腰把胳膊撑在膝盖上，捂住了耳朵。不，我用双手用力按压脑袋，那句该死的话一直盘旋在我的脑袋里。"X先生是一个有礼貌的人。"我久久地按着脑袋，直到把这个句子逼出我的脑袋。最后我把头埋进膝盖里，双手无力地垂在了双腿的两边，手还能碰到粗糙的地毯。我以这个姿势蹲了一会。

我听到地铁此时此刻从上面经过，它在我上面两层楼高的铁轨上疾驰而过。我能准确地分辨出车轮在悬浮轨道上颠簸的声音，之后我听到了钟声。正如我在圣加伦的家里经常听到的一样，每小时一次的沉闷的、从寂静而遥远的上空传来的钟声。有站钟吗？是有东西或者人在敲打它吗？还是说这一切只是我的幻觉？万物静谧，一个奇怪而低沉的声音响起，柔和却有些刺耳。这个声音是真的吗？还是说，这只是我大脑里的声音？我找不到确切的答案。

我在这个房间里一直面无表情。平时我们与人交谈、互动、倾听、观察或坐着的时候都会做出反应，我们会皱眉、挑眉、眨眼睛、微笑或哭泣。为了做出不同的表情，我们总是会用到面部不同部位的肌肉。但当下，我坐在这里并没有任何表情，也没有任何举动。我想知道，在我没有任何准备的情况下，打开闪光灯拍下我的脸，照片上会出现什么。我看起来会是什么样子？看起来是本人还是会显得陌生？是放松还是僵硬？

我突然听到拉娜·德雷的歌。这是哪首歌？我坐在沙发上，沉醉在歌声里。我睁大眼凝视着黑暗，突然，我眼前出现了一队人马，他们从左往右穿过房间。这些人影和车影在黑暗里几乎无法看清。我也许已经在这沙发上坐了3个小时，或者是5个小时，抑或更久？我是不是疯了？这样的问题我已经不再去想，我只是想看看发生了什么。我看到深色的脚印沿着墙壁走过，先是走向一边，然后又走向另一边。

到底发生了什么？我蜷缩着身体躺在房间的一角，紧靠着墙，就像嵌在墙上一样。我总觉得那里有什么东西，我无法控制自己的情绪。我似乎看到了零散、昏暗的光线来回闪烁，时而白，时而绿。我又走了回去，将双手放在冰冷的墙上，对着墙喊道："嘿，有人吗？"接着，我又喊了一声，喊得越来越大声。我边喊边用双手捶打墙壁，继续大喊："把灯打开！出来吧！"我继续用双手敲打着厚实的墙壁。但没人出现，灯也没打开。在这个房间里，陪着我的还是那微弱、沉闷的光。我继续敲打墙壁，对着自己幻想出来的人，大声喊道："走开！""别过来！""滚出这个房间！"我不断地嘶喊、敲击，直到自己完全崩溃。

我又回到角落里，蜷缩到墙边。我确信自己听到了门口那里有动静，好像是有人在找什么东西。门是锁着的，但我

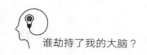

随时可以离开这里。我知道这里白天人很多，但现在并没人。还是有动静，我好像听到了门把手轻轻转动的声音。当门把手被按下时，我好像听到门被悄悄地推开了。我不知道为什么我能听到，可是我真的听到了。难道那仅仅是房间里空气的流动声、风吹过的声音或者是其他东西？不管怎样，我觉得房间的门刚刚被打开过。我倾听着，等待即将出现的东西。我几乎喘不过气来。我感觉有人在这个房间里，他正朝着我走过来，动作非常缓慢，而且很小心。我躺在角落并紧靠着墙，像被冻住了一样。后来，我觉得有一股冲劲，让我鼓起了勇气，坐了起来，然后趴在地上，抬起头来，爬向朝我走来的人，直到"砰"的一声头撞到了门上。原来这门并没打开，还是关着的。而且我在爬过来时，没碰到过任何人。我坐到地上，把头靠在门上，深呼吸。我可能只是睡着了，也可能是已经睡了很久，正做着梦。这感觉就像是在坐过山车。我的脑袋里的想法快把我逼疯了。

迷迷糊糊之中，我好像看到远处有个小孩在跑。这个小孩先是很小，像一个小点，然后慢慢变大。我就是那个小孩。我当时大概2岁，为了保持平衡，一摇一摆地张开手臂。我穿着一件深蓝色的针织衫，白色的领子和袖子上夹杂着橙色条纹，头上还戴着一顶草帽。我左手拎着小红桶，往相机那里跑。我的童年相册里的确有一张照片，上面就是这个画面。

我在回忆过去吗？这里真的有新鲜空气吗？我完全听不

到风吹过的声音。我一直在呼吸，不知什么时候，氧气似乎消失了。我会不会在黑暗中窒息？

在某个时刻，我感到恐惧正在蔓延。我不知道自己在怕什么。我精疲力尽，不想睡觉，因为我很饿。我并没有带够食物，我的胃很空，所以恐惧很轻易就爬进了我的身体。

在隔音室里大声叫喊会怎样？我小心地试喊了一下，喊得很小声。声音听起来有些好笑，而且很奇怪。我不敢大声喊，怕这叫声不会打破沉寂，反而吞噬我自己。

不知道什么时候，我脑海里出现了我和父亲在车上的画面，我坐副驾，他负责开车。我们正缓慢地穿过一条路，这条路窄到连小型巴士都很难通过。我看到有个男人朝着我们跑来，他跑得很快，我吓得尖叫起来："快，我们必须马上离开这里！"这条路实在是太窄了，车无法转弯。我父亲倒车，我看到那个男人紧随我们。在我们开出去前，他追上了我们。他冲上来，伸出手使劲将一些东西贴在挡风玻璃上，然后我父亲将车开上了高速公路。"这也不是特别糟糕。"我父亲边开车边说。我点了点头，这时，我看着挡风玻璃上那个男人贴的东西。我惊慌地摇下车窗，用力将贴在挡风玻璃上的东西撕下来。"算了吧，"我父亲说，"这不重要。"这时，我看到后视镜里的高速公路像是爆炸了一样。

这些画面和情节是什么？是我凭空臆想出来的吗？我是不是没睡醒？这是不是我哪天做过的梦，现在又回想起来了？

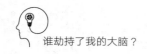
安静的时候，我能听到时间在流逝，我虽然并没看到时间在动，但总能感觉与它同步。

不要停止

24小时已经过去了吧。生物钟是否让我产生了错觉？我不想再这样下去了。我在黑暗中摸索着走到门口，并打开了灯。过了会儿，我才重新看到一点东西。当我看手机时，发现已经过去了23小时25分钟。剩下的35分钟，我已经没有力气了。

在某方面来说，我体验了如何与自己的大脑对话。这并不是说，我确切地理解了我的大脑，也不是说，我的大脑理解了我。我并不认为这是一次友好的交谈。相反，我认为这整个过程是一场斗争。最重要的是，我亲身感受到，我无法观察自己的大脑，但我可以和它一起经历，这些经历能让我了解大脑以及大脑与我的关联。我始终是一个参与其中的旁观者。当我能操纵大脑的运转条件时，我就能控制自己了。

我花了很长的时间才能再次看清东西。在完全的黑暗中，我眼睛失焦了。后来我去车库开车回家，幸好没发生意外。路上，我在加油站停了车，给自己买了个小面包。回到家后，我感到眩晕，躺在床上睡了几个小时。

这24小时是我通往大脑的一次旅行，这次旅行向我展示了大脑那了不起的、令人害怕的能力。根据处境和性格，这样的冒险行为会在大脑中产生恐惧或者美好的感受。在这 24 小时的旅程中，我了解到所有感官、知觉、记忆、想象以及从兴奋到恐慌的各种情绪。在黑暗中，拉娜·德雷的歌萦绕在我的脑海里，"Lost but now I am found.I can see but once I was blind"。这段歌词在我大脑里重复播放着，我的大脑就像一台录音机。

　　我不是第一个做这种实验的人，其他人也尝试过。众所周知，加州大学洛杉矶分校的精神药理学家罗纳德·西格尔曾做了一个实验，他自己就是实验的受试。20 世纪 80 年代中期，西格尔躺在一个装满盐水的浮箱里，浮箱里不仅安静而且黑暗。西格尔的身体浮在盐水上，就像失重一样，这几乎剥夺了所有感官。西格尔把他的经历写进《幻觉》一书中，这样的经历就像是自己的幻觉。

　　西格尔的想法吸引了狂热的仿效者。虽然在 20 世纪 90 年代，许多大脑研究人员在获得研究资助方面存在问题。但资金的投入终结了这样的问题，研究人员获得了一笔可观的经费。在美国，有 250 个研究中心将漂浮作为一种治疗方式。患者在盐水溶液中漂浮 40~90 分钟，经过反复治疗，可以显著减少抑郁、焦虑和疼痛，漂浮者的睡眠质量也能得到改善。这似乎是一个好主意，可以消除不停围绕着我们、影响着我们的刺激因素。但治疗也应适度，因为大脑很大程度上可以

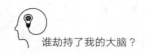

自主平衡刺激。如果刺激持续时间很长，大脑会变得紧张。大脑正常的平衡刺激能力会失效，会做出过激反应以恢复平衡，也许会出现幻觉。

　　神经科学仍无法详细解释大脑里发生的事情，但漂浮对大脑产生的影响如同冥想所产生的影响。大脑中心负责注意力和聚焦的部分很明显会受到冥想的刺激，对于冥想经验丰富的人而言，他们的大脑比冥想初学者运转得更好。长期以来，冥想一直被用于治疗轻度抑郁症和焦虑，或作为一种预防高血压的措施。也就是说，有大量的线索可以证明人的思考和感觉之间、生理与心理状态之间存在联系。它们结合在一起，形成了可以进一步指导我们探索脑细胞的指南。直接对大脑进行实验也许并不是一个好主意，即使在黑暗的房间和漂浮箱之外，我们也会在完全不同的地方产生看似微不足道的认识。人类的思想没有极限。

第3站　寻找测量大脑的方法

1990年，我第一次在电视上做了较长时间的报道，主题是弗拉基米尔·伊里奇·乌里扬诺夫的大脑，他的"列宁"这个名字更为人熟知。关于他的大脑一直充满了传说。列宁于1924年1月21日去世后，他的大脑立即被取出，人们对此进行了广泛的研究，不久之后在莫斯科专门成立了相关的研究所。而列宁那经过防腐处理的尸体存放在红场陵墓里，列宁的大脑和身体一直被分开保存。

列宁的大脑被切分为30953个样本，存放于莫斯科大脑研究所的柜子里，科学家们利用它们来确定"不朽天才的物质基础"。应俄罗斯人的邀请，德国大脑研究专家奥斯卡·福格特于1925年2月抵达莫斯科，他用实际行动证明了自己是一位出色的客人。在接下来的2年里，他致力于以科学论证列宁大脑的天才状态。

福格特在研究所正式开幕的致辞中说，"列宁的大脑结构

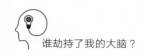
和普通大脑的结构存在明显的区别"，《真理报》在1927年11月15日援引了这句话。福格特进一步深入各个细节：列宁大脑中的细胞是列宁思考特别清晰、理解特别快速和有丰富思想的原因和证据。总而言之，从调查结果可以得出结论：大脑解剖学发现列宁善于联想。

通过对死者的研究，福格特还揭示了一些神经联想的能力。大脑研究所推翻了脑体积的大小与思维效率之间简单的因果联系假设，这个假设是荒唐的。例如，爱因斯坦的大脑甚至低于平均大小。为了保证质量和能量守恒，较大的器官或具有较大细胞的器官运行起来更费劲些。

在20世纪20年代，人们没能像今天这样运用科学方法来分析大脑。在这方面，福格特无法与现在的大脑研究人员和神经科医生一样做调查。他接受了当时普遍的看法：大脑越大，思想就越高效。他通过研究发现，列宁的大脑萎缩到了正常大小。

这个故事是一个很好的例子，说明大脑是实现目的的工具，而目的与大脑几乎无关，这主要涉及预先思考等领域。为此，被称为天才的思想领袖通常需要特殊的能力。谁更善于思考，谁就有可能得不到他人的理解，但却知道什么对自己有益。这就是人们称之为智力的马基雅维利理论，根据这一理论，大脑更大的人能够欺骗他人而谋取利益。

但这不只涉及权力，也涉及金钱。大多数时候，这是正确的，因为只有能够以不同的方式及全新的视角思考世界的人，才能为产品和技术提供创意，这些想法会为每个人带来好处，其附加价值也应该为创造者带来回报。

追求高效

到现在为止，对大多数人来说大脑的性能是隐藏的数字，神经科学家正在艰难地研究如何使用脑电图（EEG）、正电子发射型计算机断层显像（PET）、脑磁图（MEG）、光遗传学技术，尤其是磁共振成像（MRI），识别大脑并且加以解释。刚刚的技术列表当然不够完整，但使用这些方法愈发成为可能。借助现代技术的分析方法能让我们洞察大脑，这在以前是难以想象的。

我们对人类的大脑兴趣愈加浓厚，以便能更好地了解人类，也许还能模拟人类的能力，并为后代服务。但是，正如列宁大脑所显示的那样，很多事情还需解释，甚至推测。20多年来，神经科学取得了迅猛发展，但也一直遇到困难。我们征服大脑之路就像跳跃游戏，往前两步，又退后一步。

功能性磁共振成像（fMRI）可以很好地解释这一问题。现在有成千上万的研究试图通过功能性磁共振成像的方法探索大脑，解释大脑的运作，以便更好地理解人类的思想和行动。

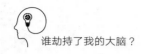

许多研究关注大脑区域协同工作，以完成一些特别的事情。如音乐家和歌剧演员的大脑协调功能有可能是失衡的，而钢琴演奏家的右脑和左脑联系更加密切。经验丰富的作家的大脑与写作入门者的大脑的运作方式也不同。写作入门者的大脑运作更活跃，大脑更多负责图像处理；而经验丰富的作家大脑语言中心更加活跃。由此看来，非专业人员首先想象场景，而经验丰富的人擅长用语言思考。这些结果令人振奋。但是，几乎所有的研究团队都提出一个问题：我们在大脑中观察到的东西，真的属于研究结果吗？

一项引起全球轰动的实验说明了大脑的运作有多么复杂。2009年，一位来自美国的神经科学家克雷格·班尼特和他的团队把一条断气的鲑鱼放在磁共振扫描仪上，并向这条鱼展示人们在不同社交场景中的照片。由于实验设备齐全且实验方法多样，有时科学家们还打趣地问这条鱼，照片上的人有着怎样的情绪。该研究团队分析这些数据，并断定鱼的大脑仍在活动，即这条断气的鲑鱼能够看到这些照片而且思考照片上的人有何种情绪。

恶言恶语如潮水般向研究小组涌来，这种情况十分常见。克雷格主要想说明：当技术运用到大脑时，我们应该谨慎地对待测量结果。功能性磁共振成像技术借助磁场测量血流的变化，当大脑区域活跃时，就需要更多的氧气和营养成分，血流就会加快，我们就可以通过血液推断出大脑的活动。当细胞通过神经递质和电流信号交流时，我们也可以进行测量。如果借助脑电极则更容易成功，但要使用脑电极则必须进行开颅手术。这对研究来说是一个极大的阻碍。

如今开颅手术已经很普遍了。比如帕金森综合征治疗中运用的脑深部电刺激也属于开颅手术。此外，通过刺激单个的大脑区域，也可以治愈一些疾病。

社会学家赫尔穆特·杜比尔在脑起搏器方面颇有经验。杜比尔患有帕金森综合征，他的事迹感人至深。他用遥控器控制着大脑探针，让自己呈现出两种不同的状态：说话或者行走。当探针打开时，杜比尔的颤抖就会减弱，能够更好地活动，但说话不流畅；当探针关闭时，他说话能流利些，但颤抖、呼吸困难和恐惧也会加重。大脑和身体间的相互协调是非常复杂的。通常来说，杜比尔这个例子说明，我们必须斟酌我们想要改变和接受的一些事情，几乎每种结果都伴随着副作用。

这同样适用于测试大脑的精确度，这些不困难的方法在一定程度上可以带来令人惊叹的结果，但它们测得并不是很准，或者测出的东西根本就不是科学界原本想要的。想取得更加精确的结果，人们就必须更深入地挖掘大脑。但是会有谁愿意开颅，仅仅为让大家知道他大脑的运行方式？

一条断气的鱼是不会思考的。所以在克雷格的研究中，磁共振成像不是在测量思考信号，而是在测量干扰信号，而

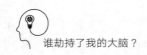
人们可能误认为这种干扰信号是脑活动增加的迹象。当磁共振成像在进行测量时，克雷格就使用软件来统计数据，然后就形成了"正常"的大脑活动默认值。人们发现这些权威人士也经常以错误的数据为依据，神经学科的许多研究都必须要打个问号。新发现意味着不断检验、重复研究和结果对比，这个过程充满了艰辛和无聊。

科学的发展永无止境

如果人们懂得一项研究的艰辛和巨大投入，人们就会更加惊叹于科学成果。杜比尔安装脑起搏器的案例只是众多的脑科学进步之一，令人印象深刻。神经科学的发展是永无止境的，而且可以改变人们的生活。

凯茜·哈钦森就是这样一个人。这位美国人在20多年前突然中风，之后她就患了闭锁综合征。换句话说，她完全无法控制自己的身体，全身瘫痪。哈钦森在2011年接受了一项名为"大脑之门"的临床测试，这项实验由布朗大学、美国退伍军人事务部、马萨诸塞州综合医院、哈佛大学医学院和德国航空太空中心等机构联合完成。"大脑之门"以公司名命名，公司的口号是"思想连线"，该公司与凯茜·哈钦森共同取得了不可思议的成功。

哈钦森通过大脑里植入的芯片，可以用意念驱动机器手臂，拿起一瓶饮料或者一个苹果。对于一个全身瘫痪的病人来说，生活彻底改变了。哈钦森说："我感觉我与身体恢复了联系，就好像回到了中风前的自己。"

继大脑之门公司之后，研究人员用了大约20年的时间继续研究技术的发展，为了使得哈钦森这样的人能够重新获得身体的自主权。最初是以猴子为实验对象，研究获得了成功。约翰·多诺霍是大脑之门小组的负责人。2002年，他先把一个芯片植入猴子的大脑里，然后让猴子玩游戏。正如多诺霍描述的那样，这给人的感觉像是进入了科幻世界。

直到现在，大脑和计算机之间仍必须通过电线才能连接，这就极大地限制了技术运用的可能性与发挥空间。病人们必须接受培训，尽管生活质量有所提升，但是运动的范围却受到极大的限制。但要不了多久，大脑肯定能够无线连接计算机。一位来自布朗大学的神经科学家发明了一种装置，能够识别、归类、增强无线传输的神经信号，这一切可以实时、快速地完成。与之相比，任何家用互联网都会黯然失色。未来，这样的无线脑植芯片能让病人更自由地活动，并且能够用思想的力量独自解决一部分日常活动。

在这期间，不同的研究团队致力于进一步研发脑机接口技术。这可以用于治疗中风、脊髓损伤或者肌萎缩侧索硬化的患者，保证他们的生活质量，延长他们的寿命。如果思想可以控制机械手臂，那么思想控制身体替代品进行活动，不

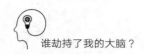

也是可能实现的吗？

接下来的故事从朱利亚诺·平托开始。这个年轻人为2014年巴西世界杯开球，如果他没有瘫痪的话，这在世界杯就不足为奇了。而他在人造外骨骼的帮助下，成功开了球。他穿着外骨骼机器衣，看起来像《机器战警》一样。平托用思想控制整个身体，虽然费力、缓慢、摇晃不定，但是成功了。

平托的出场是世界杯的进步，也是巴西的研究人员米格尔·尼科莱里斯的项目"再次行走"的成功。他想帮助瘫痪的人，使患者借助思想的力量再次行走。科学界批判了这一行为，因为平托的开球无疑只是往前迈了一小步。当时，许多研究团队致力于对大脑植入芯片，但是将其变为日常生活中通用的应用程序，还有很长的路要走。与此相反，尼科莱里斯认为平托的开球是神经科学的一个新纪元，平托就像第一个登上月球的人一样。

简·谢尔曼尝试了另一种方法。2012年，这个因遗传病而瘫痪的德国人见证了假肢革新计划取得的成就，这个项目由美国国防高级研究计划局执行，这是美国国防部的一个研究机构。匹茨堡大学的科学家研制了一条机械手臂，谢尔曼能够用思想使这条手臂运动起来。为此，谢尔曼的大脑表面得植入一些转换神经信号或者思想的电极，机械手臂运动起来几乎和人的手臂一样。

谢尔曼给她的手臂起了一个爱称——"赫克托"。当她第一次在没有其他人的帮助下，完成了吃巧克力这个动作时，她说："这很伟大，我高兴极了。"对于一个50多岁的人来说，大脑与机器手臂连接是一次革命性发展。

极　限

在未来某个时候，我们应该放弃机械四肢，选择规避或者重新激活人体内受损的神经区域。2017年，在德克萨斯州奥斯汀市举办的"西南偏南"（SXSW）科技艺术节上，人们能够看到麻省理工学院研究员波丽娜·安妮基娃和她的同事们在思考未来。安妮基娃研发了一种多功能的脑植入物，几乎可以说是神经细胞疗法的"瑞士军刀"。

安妮基娃讲述了她与她的研究团队是如何把大脑中较为微弱的脉冲转化成脑活动的。她说，如果人们尝试用挖土机采摘雏菊，这会制造许多噪声，也会因此释放出超量的信号，不被大脑接受。在大脑的深层刺激和外界磁场的帮助下，不需要入侵大脑或者使用电线，纳米粒子就能产生热源，激活较小的神经细胞。一位听众问，纳米粒子究竟如何进入大脑？安妮基娃回答："我们把它们射击到脑中。"观众们很吃惊，她又很快更正说："把它们推到脑中，当然，没有使用麻醉剂。"这一刻，礼堂里鸦雀无声。

我们坐在观众席上倾听着关于未来可能性的描述。在调节

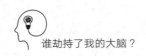

神经系统的讨论会上，人们探讨了大脑的神经信号如何成功地转化为运动机能。在未来，或许可以给人造指骨安装传感器，以及通过一个脑植入芯片或者一个大脑探针刺激中枢神经系统，从而转换为感觉。人们不仅可以用假肢吃苹果，而且有摸到苹果的感觉。美国国防高级研究计划局的道格拉斯·韦伯承诺："我们能够修复触觉。"

2016年，匹茨堡大学的一个研究团队率先取得了成功，内森·科普兰也因此获益。自12岁时遭遇严重交通事故后，他再也不能活动，他的手也没有了知觉。而现在他依靠假肢有了触感，至少能够感觉到是哪一个手指在触碰物品，并且能感觉到物体是坚硬的还是柔软的。这是漫长的研究和开发过程中第一次小小的成功，也是伟大的成功。该团队洞察了人类感官的奥秘。和科普兰一样，如果脊髓损伤断开了连接手与大脑的神经，这只手就会失去触觉功能。但是大脑可以继续感知，人造传感器给大脑发送机械手臂的感觉，可再次唤醒大脑里的感觉。

思想实验

神经科学踏上了新世界的旅程。每前进一步，人们便能够到达新的阶段，或者可以说是踏入未知的领域。正如巴西神经学家米格尔·尼科莱里斯在《登月第一人》中所写的那样，神经学研究和宇宙研究是十分相似的。然而事实是：人们无法从终点去考虑探险，因为人们根本就不知道终点在哪儿，也不知道研究道路上潜伏的危机。

尽管如此，我们别无他法，只能试图在思想上探索最终可能出现的结果。其中登月能够真正改变我们的生活和思想，从医学上提供全新的治疗方式。"登月"是指在某个时候，我们能与脑部和脊髓的每一个神经对话，将它们连接在一起。大脑里大概有860亿个神经元，并且它们之间有着千丝万缕的联系，所以这样的研究难度相当高。但要是成功的话，应该是这个样子的：能够模仿与影响，甚至操控人的感觉。

到目前为止，在我所有援引的研究案例中，人类大脑是可以与机器交流的。我们需要进一步进行思考：如果人们能将大脑与一台机器连接的话，那么一个大脑与另一个大脑也是有可能连接在一起的，它们的作用机制相同。需要一根探针读取大脑神经信号、整理信号、识别模式并将模式作为数据加以解读，然后将这些数据转移到机器或者另一个人的大脑里。

米格尔·尼科莱里斯在这一领域获得了成功。他有远大的抱负，他不仅将人的大脑与外骨骼连接在一起，而且想将一个大脑与另一个大脑连接起来。他与杜克大学和巴西一所神经科学研究院的同事们共同完成了他的首例大脑连接技术实验。这个实验对象不是人类，而是老鼠。老鼠的思想同步

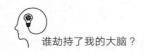

给人留下了深刻的印象。研究人员让一只（携带编码器的）关在笼内的老鼠学习如何根据一个信号灯和一个小的操纵杆得到一杯水。一个典型的调节过程是：亮灯—推把手—喝水。老鼠在数次尝试之后，明白了如何得到水。研究人员借助大脑植入物读取了老鼠学习过程的神经信号，对神经信号进行编码，通过互联网发送给另一个研究院。收集到的神经信号被植入另一只（装有解码器的）老鼠脑内，然后难以置信的事发生了：第二只老鼠走向操纵器，将其推开，喝到了水。笼子里没有灯光去指引它要做什么，也没有研究人员训练它如何喝到水，但它能多次正确推动操纵杆。

研究人员为此创建了首个分散神经网络，这是长期研发的开端。如果一个人类大脑的思想可以转移到另一个人类大脑中（人类的思想通过算法阐释其神经信号模式，具有可靠性），那么这将是一个技术转折点。《星际争霸战》里瓦肯人的思想融合术是人类所能想象到的一种情景。每次思想融合都以具有仪式感的句子开头："我的精神融进你的精神里，我的思想融入你的思想里。"如果这在某个时候成为可能的话，我们必须重新思考黑格尔的"世界精神"一说：世界可以自行思考，而我们只是其思想和感觉的载体。

还得再谈及列宁的大脑，它不是唯一被研究的大脑。为了发现天才的先天条件，研究人员总是称大脑的重量，测量并分解大脑。德国数学家、天文学家约翰·卡尔·弗里德里希·高斯的大脑于1855年在哥廷根被解剖分析。研究人员试图揭秘高斯的天才细胞隐藏在哪里，但得出的结论却是：他的大脑十分普通。

直到150年后，人们才发现研究出现了问题——搞混了研究对象！高斯的大脑被人放到了一个错误的容器中，研究人员把高斯的大脑与康拉德·海因里希·福克斯医生的大脑弄混了。因此，在揭秘天才的过程中，研究人员失败的原因在于混淆了天才与平庸者的大脑，研究结果建立在错误的假设上。所有的分析都可能是符合逻辑、令人信服的，但错在基础——那是他人的大脑。

当发现高斯的大脑被混淆后，研究人员还是有条不紊地研究了他的大脑。结论是：大脑的体积和重量不会起关键性作用。

第4站　前线运动——"数学人"掌握着方向

神经科学研究的成绩相当显著，令人印象深刻，有时可能也会让人感到一丝害怕。对于有神经疾病或者神经损伤的人来说，医学技术的发展是很棒的。我们不能通过细节来评估、确定哪些大脑区域活跃，为何如此活跃。而距离我们识别每个神经并与之对话，仍有很长的路要走。

为了提升大脑效率，我们可能得干预大脑。这就意味着，先走第二步，再走第一步。首先做出反应，然后进行理解。为了应付工作和自己的生活，我们想利用药物和技术刺激大脑，这种意愿甚至超过了谨慎对待大脑的理性。

当下这个时代，数据能让人做所有决定，包括健康、工作、交流、运动等。如果借助过去及现在的数据预测分析未来，我们就会严肃对待预测结果。数据是人们研究道路上的里程碑。虽然冒险家们可能会说，他们的冒险行为是由想象力和直觉驱动的。如果依靠数据的决策方式要持续下去，就需要将数据合法化。

预测世界和生活的想法促使人们想要征服大脑，大脑最中心的区域就像一个新的"前沿运动"。前沿运动起源于美国。17世纪初期，殖民者为了征服美国的第一片土地，以野蛮和暴力的方式驱逐了原住民。现在硅谷的开发人员和研究人员开始行动，把大脑作为一种新的生存空间，前线就是生存空间扩展的领域。下一处前线不是在地理边界线之外的地方，而是在我们的大脑里，在我们思考和感觉的空间里。一位经济学家写道："下一个被攻克的地方就是我们的头颅。"不仅仅是医生和药学家对提取大脑数据感兴趣。

当我们回顾历史上的前线运动，人们可能会说，不是每一个类比都是100%正确的。但可以肯定的是，每个人的大脑都存在竞争意识，大家的出发点可能是争取解释权和使用权，从占领大脑中获取利益。大脑对于好的生活和成功太重要了，同时，大脑也是通往我们的内在感觉、态度、决定和行为的一扇大门。

我们能够对大脑进行准确评估，甚至预言，这是令人神往的想法。这种想法不是最近才产生的。很多科学研究证明，研究自己并能够准确描述自己是我们人类生存的需要。著名的例子就是达·芬奇创作的《维特鲁威人》。《维特鲁威人》（1490年）来自达·芬奇日记的草图，展现了一个男人的身体，有手臂和腿伸展开和合并的两种叠加姿态。这幅画是1

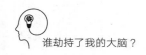

欧元硬币的背景图案，这幅画对人类史来说意义重大。画中明显藏着一些特别有魅力的东西：精准的比例，完美的身躯，极富对称性。

古罗马建筑师维特鲁威在公元前1世纪就有了这样的想法。维特鲁威相信，"外形好看的人"有着最佳比例。在他看来，这就如同设计大教堂的建筑图纸，一切都非常均匀并有共同的中心，人的中心在当时被认为是肚脐。在今天，所有物体的中心都移到了肚脐以上，位于大脑中。但它们原理一样：只要有尺寸、标准和数学方法，就可以画出完美的身体或者大脑。

建筑师和建筑工人制定了人的观测规则，这听起来就类似于今天的自我量化和自我优化。在生物先决条件不足的情况下，我们按照自己的理想，塑造新的、更好的自己。我们以健身、服药、动手术的方式塑造身体，某一天也会轮到大脑。

我们常常会被具有某种秩序的事物或人所吸引。因为秩序是美的，无序是混乱的。自古希腊以来，黄金比例被视为设计、建筑、园林绿化、艺术和摄影（甚至是人体结构）的理想美学模型。黄金比例描述的是一个几何图形的不同部分之间的最简比例，整体与其较大部分之间的比例等于较大部分与较小部分的比例。这就创造了一种特殊的对称性，这可能是从历史发展中学到的，但实际上也可能反映了自然秩序。黄金比例不仅出现在建筑领域，还出现在音乐、天文学、材料科学、信息学甚至生物学领域。

研究表明，美源自对称，我们的大脑可以感知它。哈佛大学的研究人员南希·埃特科夫和她的团队已经借助功能性磁共振成像发现，当人们注意到一张好看的脸的时候，在大脑杏仁核中活跃着的特殊神经细胞会分泌一种催化剂——多巴胺。因此，人们可以说：为了更好地了解大脑的结构和功能，测量大脑的实验并不意味着与它本身的运作原则做斗争。显然，大脑依据运作规则也会自行加工信息，并对我们所感兴趣的信息进行整理，我们喜欢的也代表着普遍适用的美学典范。

这是事实，但总有第二个层面。除了我们都关注的这些结构和美学的"常态"，也有超越常态和创造性维度的特殊形象存在。美学和美没有什么不对，谁不喜欢看美人？但审美是多样的。

我们通过启蒙运动，学会了崇拜人的独特性，因为我们无法解释和预测人的独特性。近20年来，我们渐渐地不再推崇人的独特性，转而推崇完美的分析。如果一个人能够弄懂并预言他人，精确到他人的喜好、欲望和即将做出的决定或者行动，那这个人就是完美的。理想情况下，人们总是希望找到足够多的问题解决方案。而数学可以衡量一切，并使人们更好地预测未来。

罗伯特·穆齐尔在1913年的小说中描述了人类标准化的

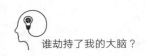

愿景。他借鉴数学的结构和可预测性，向我们展示了未来人类的形象。穆齐尔认为，"数学人"就是一个"智慧人"的类比。在那个年代，穆齐尔称数学为"理想的智慧工具"，"陈旧的思想道路容易受到天气和强盗的威胁，会被铁路所替代。从认知理论视角来看，这是经济学"。谁想要借助脑部扫描、大脑刺激和神经数据分析提前知道他人的想法，就要事先确定正确的方法。在个人的思想道路上，不纠结于别人不可预测的情感，难道不觉得特别美好、特别有吸引力吗？人们如若不知道其他人的反应，就只能猜测和恐惧吗？这些问题是天真的，浪漫且怀旧。

数学是一门引人入胜的科学，可能是我能想象到的最纯粹的科学。然而，数学肯定不能解释一切。法国哲学家米歇尔·福柯写道："将现代所有的思想领域按数学规律分类，就是将一切置于客观的认知角度之下。"对于现在我们所生活的时代，这个定义不错。现在是时候了解自己了。

这带来了许多新的发现，包括医学上令人惊叹的治疗方法。如果能够测量思想，就不能逃避数学的标准化。高斯的大脑外表看似普通，但创造出了许多东西，其中包括正态分布，我们能够运用高斯的正态分布来解释思想本身。但对于那些思维模式和成就超出平均值的人来说，会发生什么？对于高效的思考者来说，这不是问题，他们出色地适应了这个要求完美思维的时代。但是那些落在弯道的人，并没有那么快速、高效和卓越。如果接下来有了思想价值观的标准，人的观念会发生怎样的变化？如果我们认为我们已经找到了智慧公式，又会有怎样的变化？

我们将步入新的全球化：思想全球化。届时，哪里的思想最快、最佳，那里的经济就会增长。这在一定程度上已经发生了，但目前我们还不能准确地领会与记录。如果我们可以设定思考标准值，情况就会发生变化。然后会有高性能的精神中心，创新力和创造性思想蓬勃发展，并获得越来越多的技术支持，最终变得更好。世界上将会有无脑区，那些落后于新思想标准且无力支付高额思想扩展费用的人，可以在无脑区繁衍生息。

"数学人"是思想全球化的商贩，他们征服的世界是大脑优化区，也充满敌意地战胜自己。在此之前，不仅工作和自我价值是每个人生活的基础，我们还歌颂多样化的个性和身份，并将精神的奥秘视为人格的表达。思想全球化将会是一个非常理性和高效的世界，但这样的世界并不美丽。

精神药物的先驱

如今在硅谷，"潜力"一词被赋予了全新的、非常具体的含义，那些不服用拓展性能药物的人再也无法满足24小时服务公司的要求。对此，德国的工作文化偶尔会慷慨地予以谅

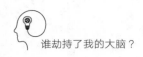

解，但美国西海岸活跃的创新和融资环境则无法接受。

当然，互联网时代的科技文化并不是独自负责全球范围内的自我量化、自我优化和增强大脑的宣传工作。但科技文化给这一运动带来了巨大的动力，在此期间它背叛了自己的理想和初衷。它的初衷是实现自我与增强意识，让生活自由，而如今出现了药物和装置等协调大脑的新型市场。随着技术的发展，人们可以赚很多钱。根据最近一项分析，基于神经技术的产品市场预计到2020年将以每年12%的速度增长，达到上百万美元。

心理学家科尔内留是"促智药"的提出者。他曾说："人类不会被动地等待数百万年，直到进化过程赋予人类更好的大脑。"也就是说，进化关心的是发展，大脑黑客和神经增强都涉及发展。

战胜人性，克服生理和心理的局限，是很有诱惑力的。两位神经科学家芭拉拉·萨哈金和莎伦·莫林致力于用药物提升大脑，这也得到了其他科学家的支持。他们说："（人们）对改善思维效率的渴望越来越强烈，甚至超过了对外貌和性的渴望。"手术刀割除松弛的脂肪，思想药丸优化大脑。

我们可能不再关心机器最终是否变得与人类相似，相反，机器会是未来的愿景。如果可以像一些研究人员所希望的那样，调整、丰富和操控大脑，那么人类最终会变得跟机器一样，可以进行编程。企业家布莱恩·约翰逊说："我们现在生活在一个控制自我的进化年代。"他在2013年以8亿美元的价格将自己的创业项目卖给了PayPal（当时还属于eBay公司），"其经营范围是遗传学、生物学、神经学和物理学。我只是在等待一个买家说，'我们是发展人类潜能的新家园，带上你们的技术，让我们出发吧'"。

人类最初追求完善的意愿变成了一项事业，这项业务预示着人们改变自我的愿望变了，现在关心的是——谁是最有效率的人。

蒂莫西·利里的演讲令人印象深刻。这位美国心理学家兼作家支持增强意识，是最著名的迷幻药捍卫者之一。1969年，利里在旧金山金门公园发表演讲，现场有3万多名观众。他说："就像过去每一个伟大的宗教一样，我们试图在内心寻找上帝……我们用现在的说法来定义那些古老的目标，审视内心、关注社会、退出世俗。"后来，利里在自传中解释道：审视内心的意思是解放自己的感觉器官，审视内心世界，体会不同层次的知觉意识；关注社会的意思是关注周遭的一切，让自己的意识与周遭环境相互和谐；退出世俗，即积极摆脱多余的、无意识的义务和责任。这就是呼吁人们不要墨守成规，要借助药物来自我冥想，抵制所有外在要求和干扰。

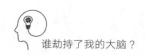
嬉皮士自由的结束

这样的新运动颠倒了通过入侵大脑和增强神经实现优化自我这一主张。新运动不是动用人类大脑和心灵的现有宝藏，而是通过生化和科学手段对其加以扩充。也就是说，不是让人放松以及发现自我，而是让人高度紧张、受外部控制。这不再关乎保持自己的感觉敏锐，而是关乎满足日益增长的外界要求，让自己随时服从于精英主义。我们需要的不是与普通世界习惯性地划分界限，而是过度拟合。那些落后的人必须提升他们的大脑，直到他们的神经细胞再次与他人的神经细胞达到同样的高度。

像利他林或阿得拉这样的药品，以及可卡因、快克和迷幻剂等毒品，对硅谷的人来说并不陌生，这些药品和毒品被认为是再次铸造梦想、走进梦想的材料。更确切地说，人们试图使用这些来抵制全球发展的噩梦。"意识工程"是一项工作方案，可以借助大脑优化、新陈代谢和意识来帮助人们超越自我，获得超能力。事实上"超级"是这一领域中所有人追求的成就名词的前缀："超级聪明""超级长寿""超级幸福"。仅仅快乐是不够的，你必须"超级快乐"。若谁不是这样的，可能他也不那么"超级有趣"。这些概念反映了人类一直以来的追求——增长到极致。

人们借助药物增强意识、放松生活，迈向高效、多功能、更适应数字竞争的世界的中转站。在这个中转站里，人们互相关联，可以使用越来越多的数据，透明度增加了，还可以实现数据对比。扎克·林奇是神经技术工业组织的投资人兼创始人，他写道："我们生活在一个信息社会中，下一个社会形式将会是什么？——精神社会。"

在当前的社会中，精神社会的先驱会推动人类超越预期的极限。某人的想法比他人更具竞争力，那么他的思想能力就在缓慢提升。他逐渐转向借助药物和技术支持，从人脑中提取更多可能性。善于思考将成为一种竞争优势，那些思考得慢的人更容易输。每个人都可以决定是否参与并且跟上这种"螺旋式"提升。这个进程早已开始的迹象是近年来越来越多的儿童被诊断出有注意力障碍，这种病在社会中传播是很有可能的，病症往往也反映了时代对人的期望。为了治疗注意力缺陷多动症（ADHS），医生开出越来越多的药物，如果健康的人为了改善注意力集中问题而服用这些药，社会上就会有不好的事情发生。

例如，所谓的正常和非正常行为之间的界限发生了改变。一个孩子在路上有些蹦蹦跳跳、不安静，他可能会被诊断为注意力障碍，服用药物应该有助于治好疾病，使其恢复所谓的正常状况；相反，孩子特别害羞和含蓄，则可能会被诊断为抑郁症，并且要使用相应的药物加以治疗。

这些变化逐渐成了官方的医学评估标准。几年前，《精神

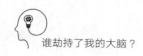

障碍诊断与统计手册》（第5版）将失去亲人后的哀悼期从2个月缩短到2周。因此，在所爱的人去世后，人们不再需要更多的时间来恢复正常的生活和工作。而从现在开始，那些更长时间处于郁闷状态的人就得治疗。

2008年，美国食品药品监督管理局（FDA）判处瑟法隆制药公司违反营销许可，罚款4.25亿美元，这涉及一种"保清醒"药。该药含有莫达非尼成分，用于治疗间发性嗜睡症，即一种睡眠疾病。在宣传材料中，瑟法隆公司吹捧这种药能治疗"精力衰退"的疾病。这种所谓的"病"其实就是疲劳，是健康人的一种状态。不累的人睡不着觉，而那些睡不着的人从长远来看是活不下去的。

当程序员到来就恢复正常

要求一个标准适用于每个人，这可能是荒谬的，有时甚至是可怕的。

在科技的指导下，或许人的个性得服从于某个标准，我们从计算机语言中就能知道这一点。每个程序都有一定的系统要求，如果程序不符合系统要求，那么你可以把它移除。在"精神社会"中，人类身体系统的要求越来越类似于计算机系统的要求。我们需要定期对自己进行更新甚至升级，以满足要求。一旦出了问题，我们可以快速地重新启动，以便系统可以继续运行而不会浪费太多时间。

哥伦比亚大学的艺术理论家乔纳森·克拉里将精神社会描述为一种24/7的环境。在这种环境中，人们随时随地工作，他们的大脑作为可控的操作系统，使他们的自我意识变得成熟。其中，个人和社会特性发生了转变，使之与市场、信息网络和其他系统的不间断活动相协调。

早在1857或1858年，马克思就相当有远见地考虑了一个与精神社会非常接近的场景，他描述了一个可以永远存在的、不需要花费很多钱的"理想机器"。马克思当时设想它是一个巨大的自动机，由许多机械和智能的元件组成，这些元件一致且不间断地运行着，所有元件都是受驱动力的影响而运行。这听起来像是我们今天的大脑网络，它将是有史以来最大、最全面的机器，它的功能会不断完善。马克思形容这种未来的机器生产是工厂"最困难的版本"，即几个年龄段的工人（成年人和未成年人）合作的工业化生产形式，他们按照机器生产系统的技巧进行操作。

计算机科学家、超人类主义者和谷歌首席未来学家雷·库兹韦尔以同样的热情概述了人类大脑在未来将如何相互作用，如何作为一个无限世界驱动的庞大网络去发挥作用。库兹韦尔是"技术奇点"最突出的拥护者之一，他曾写道："通过软件和计算机技术的快速发展，人工智能会引导我们与之成为一体。如果这将是人类生存的临界点，那我们现在还

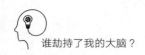

不能在这个临界点的背后寻找什么。一旦可以把一个人的大脑上传到网上并在计算机上生活，那么他就可以长生不老。"库兹韦尔相信，通过人类与人工智能的结合，我们可以战胜死亡，得到永生。

20多年来，库兹韦尔一直致力于构建新的大脑。方案就是扫描受试的大脑，用以绘制细胞、轴突、树突、突触和其他神经元的位置、关联和构成，使大脑整个组织以及记忆能够复制到一个拥有足够大的容量的神经计算中。

这听起来不太可能实现。然而，这个想法绝对很有吸引力，因为它隐含着更伟大的设计，足以说明大脑的作用。大脑作为无限虚拟传动器中的一个小齿轮，将成为一种在线制作工具，可以自行加工思想。这是马克思的理想机器的加强版。库兹韦尔认为理想机器会出现在遥远的未来，每个人的大脑融合在思想储存器里，驱动器就是自我运行、不断改进的人工智能"大脑互联网"，它在未来有一天能够补充或替代互联网。对一些人来说，这可能是一个美好的愿景——世界上所有的大脑共同协作，从而创造无限的思想。对其他人来说，这却是一个恐怖的时刻——以成功为导向，把个体的脑灰质看作虚拟劳改所的囚犯。由大脑领导的社会正在到来。

很多年前，经济学家乔治·弗兰克通过资本主义的逻辑解释了我们时代的变迁是社会和文化元素的需求。他描述了"关注和价值之间的相互作用"，即通过吸引眼球来创造价值。

弗兰克首先将这种想法定义为"眼球经济",然后再将其发展成一种社会理论,称为"精神资本主义"。

　　然而,精神资本主义只涉及一个方面,即通过工业化手段剥削人类意识。弗兰克正进一步完善这种说法。这种说法源于哲学家西奥多·阿多诺和马克斯·霍克海默对文化产业的批判,以及皮埃尔·布迪厄所提出的经济、文化、社会和象征性资本之间的区别。

　　精神资本主义的另一方面更直接、具体地反映了资本主义对大脑的征服,甚至更多地表现在物质意义上,展示了闪闪发光、总是高效的超级人类形象。人们整个生活和效率取决于大脑运行的方式,大脑是提升工作和活动能力的工具。在机器和机器人加工材料的时候,大脑是最重要的生产要素,一旦大脑的能力能够被准确测量出来,它便不再满足于正常的工作。如果大脑效率也用关键绩效指标(KPIs)来考核,那大脑效率的平均水平为黄色警报,大脑效率低于平均水平的10%时则发出红色警报。只有当大脑高水平、协调地工作时,人类才能得到满足。那些不加强精神资本主义认知的人已经落后了,将会被淘汰。

　　人们不是一直试着提升自己吗?确实,但人们从来没有像今天这样考验过自己的生理和心理极限。或许马克思和恩格斯也无法想象,共产主义早期想创造更好的人,这种想法竟然有可能实现。这一切都能在精神资本主义时期取得成功。

如果资本主义的新形式是创造更高效、更好的人，那么仍然存在问题：更好到底意味着什么，这由谁来决定？

我还能更好：
从理解大脑到
入侵大脑

第二部分

第5站　自我优化——量化成一个合格的自我

不满可以是一股强大的推动力。很多时候，人们会意识到自己的大脑工作得有多慢。当人们在刚刚过去的一天已经想了并做了很多，精疲力尽，人们就会注意到，集中注意力和思考令人更加疲惫。那部关于月球探险的电影叫什么名字？为什么在阅读时我的视线会模糊？为什么我在这个PPT前坐了几个小时也没有实际的进展？人们眼神游离，思想飘忽，还有很多事情没有完成。

增强自我的梦想与人类历史一样悠久，人们总想着理解、学习、改进和掌握一些东西。人们天生就有好奇心，对自己和自己的极限也是如此。人们总是试图改变、延伸自己的感官体验，或专注于一项特定的任务，使自己变得更加强大。今天，这被称为"自我增强"。这个词隐含着人们渴望改善大脑能力的想法，即"神经增强"，这与以往其他形式的自我延伸尝试没有什么根本的不同。

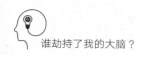

2010年5月，我在这个问题上有了觉醒。我坐在纽约苏荷区的一家咖啡馆里，写着另一本书，书里讲述的是在算法接管我们生活之前的最后一个人的故事。在某些时候，人必须休息一下。因此，我坐在桌旁喝茶，阅读《纽约时报杂志》，杂志的封面标题是加里·沃尔夫写的"精心计划、奇怪执着、相当自恋的自我量化生活"。这里有一个问题："当技术允许我们测量和分析每天发生在我们身上的一切时，究竟会发生什么？"

这是个有趣的问题，我获得了灵感。自我量化本身并不是目的，自我量化的目的是：找出自己与他人的差距，然后改善自己的处境。

2015年联合国的统计数据表明，德国人平均每天消耗3000卡路里以上的热量。我比平均值消耗的热量要少一点，一半的德国人经常运动。幸运的是，我也是其中的一员。

我可以挑选各种参数来衡量自己的行为。我们喜欢自我量化，我们并不需要靠技术来做到这一点。歌德用35年写了一本日记，其中记载着他的工作进展。他遇到了谁，和谁谈过话，去了哪里。美国政治家本杰明·富兰克林一生都在完善自己的专业、精神和道德。他在20多岁的时候，列出了一张有13种美德的表（包括节制、节俭、诚实、谦虚、整洁和有秩等，最后两种美德似乎是他最为推崇的），这张表在他自传中有所记载。这些都是早期的自我量化形式，它们类似于人类历史上追求的自我教育和自我完善：理解、学习、改进和掌握一些东西。

在我年轻的时候，自我测量往往是通过传统的测试和调查问卷来完成的，有的至今仍存在于杂志上。你可以根据在测试和问卷中所得的分数，了解你属于哪类人，你做对了什么，哪方面可以变得更好。用心算来进行评估有时有点乏味，新技术让我们今天更容易开展比较。新技术能够生成庞杂的数据库，来分享我们的跑步结果、厨艺心得、血压读数、压力水平以及更多脸书（Facebook）上的东西。

我们不只是喜欢自我量化，我们也喜欢在彼此之间进行比较。这可以是积极的体验，但有时也会变为负担和压力。如果我加入一个跑步小组，大家都在努力跑步并分享照片，只有我几天来什么都没有做——也许我有充分的理由，比如我工作太忙以至于无法跟上其他人的步伐——恐怕其他小组成员对我会从有好感变成失望。自我量化也是个人自立与他人期望之间的难点。

加里·沃尔夫曾在2007年与美国《连线》前总编辑凯文·凯利共同创立了"量化自我"网络平台。最初有30名参与者，就这样，量化自我行动开始了。几年后，它已经成为一场全球性运动，先是在美国，然后世界其他地区的支持者也逐渐增加。

"我们都受到错误事实和预估的影响"，沃尔夫在他的文

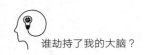

章中写道，"我们的视野中有盲点，我们在注意力集中时也会有瞬间游离。有时我们无法回答最简单的问题，比如从什么时候开始膝盖疼？每天花了多少钱？这些给我们带来了不利的影响。由于我们只能根据不完整的信息做决定，我们被迫凭借运气去掌控这世界。"

这是纯粹的经济假设：只有在完善的信息条件下才能创造完美的竞争。这意味着，为了能够可靠地与他人进行比较，就需要了解自己所处的位置。我们需要了解更多自己生理和心理能力的水平，只有这样，我们才能合理地决定自己能处理什么事情。如此一来，通过自我量化进行自我优化的基本思想诞生了。

这种理念被确立为量化自我运动的指导思想。经济和社会等领域对理性利益最大化的质疑不断增加，而自我量化者重视纯粹的逻辑。每一块巧克力，每一次睡眼惺忪的晨跑，都能证明他们有多么坚持，想追求更好的人就要遵守理性的方案。意志力缺乏的地方，技术就畅行无阻。沃尔夫写道："我们缺乏评估自己的身体和精神的先决条件，因此，我们需要借助机器。"

技术时代已经来临。人们可以在手上携带运动追踪器，与智能手机配对成功后，就可以测量自己的步数，也可以测量爬的阶梯数、夜间睡眠时间、深睡眠和浅睡眠的节奏。技术设备传递给量化自我运动的追随者最重要的信息是：还需多少步，多少次锻炼，多久的睡眠，你就能完成目标。量化自我运动的不足在于：人类作为有缺陷的生物，总是追求完美，但却永远无法达到完美。我们知道需求与现实之间的差距有多大，放弃追求是否更容易？

头部健身追踪器

时至今日，身体不再是自我改善的唯一要素，大脑也需要改善，保持良好的精神状态对我们来说与日常身体锻炼同样重要。目前的健身追踪器可以戴在手腕上，它将心率变化作为压力的指标，并提供合理的建议，旨在让使用者进行放松和集中注意力的呼吸引导练习。这一切运行得很好，但它们不完全可信。如果我想让自己放松下，偷个懒，便可以随意处理数据或者忽略数据。只有当技术更接近大脑甚至入侵大脑时，情况才会发生变化。

科技公司会研发下一代设备，也就是头部健身追踪仪。例如，Muse是一款来自Interaxon的耳机，它使用7个EEG传感器测量大脑活动，能测量出用户目前是放松还是兴奋。该设备还会建议你适当地练习放松，从而恢复注意力。人的情绪、满意度和生产力可以在物理数据和自我评估数据中得到记录，这会造就一个不断增长的全球自我量化数据库。对医学界来说，这会大大推进医疗进步。当然，这种发展也与我

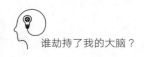

们每个人息息相关。

凯文·凯利认为自我量化的阶段只是一个过渡时期。2012年，在美国帕罗奥多举行的量化自我大会上，凯文·凯利描述了他的设想：自我量化收集的数据最终将反馈到我们的感觉系统中。通过这种方式，自我将得到增强、改善和不断变化。凯利说："如果我们成功了，我们将突破极限，变得更强大。"有科学家说过，我们已经进入了数字时代，所有为自我增强而生产机器的人都会挣大钱。

有一天，人们不再只追求提升效率、力争上游。有一天，如果你测量的数值低于他人，这将成为你的竞争劣势。在成功概念普遍操控生活的时代中，人们对"正常"的评价在发生变化，对"弱点"的看法也会随之改变。缺乏专注力、心情不好、情绪低落等都要被衡量。奥地利哲学家康拉德·保罗·李斯曼说："在这种优化过程的最后，是一个完美的跨人类生物版本，它可以顺利运作，一切人类的特征将不复存在。"他认为自我赋权和自我创造展现了人类的傲慢。尼采已经放弃了这一权利，"但我们想要成为我们自己，新的、独特的、无与伦比的、自我奉献的、具有创造力的人类！"

自我优化的"数学人"是现代版的控制狂，控制体重的人成了指标观察者。这是一个乐观主义者的综合社区，一个神经生理学的兄弟会，他们的口号是：我们很好！我们变得比以前好！我们很棒！我们会成为自己想要成为的人！我们真的很好！这是我们一生中最好的时候！这一切发生在哪里？在我们提升的大脑中！

微电流改善思想能力

自我跟踪是自我黑客的前一阶段，自我量化是自我优化的先决条件。你必须知道你在哪儿，才能决定要去哪儿。我看过很多媒介和方法可以让自己变得更好，我还实验过一些。我们有什么方法可以更高效地利用自己的一生？这通常先是以牺牲睡眠为代价，因此也就牺牲了大脑和健康，正如我们稍后将会看到的那样。然后，就有了许多可以戴在头上或者装在大脑内部的技术产品，让我们的大脑发生改变。

我在本书一开始就已经讲述了，探索大脑之路把我带到了波士顿，那里的一家公司将刺激大脑这一近乎稚嫩的想法转化为了现代技术。如果我们想让东西运转起来，就必须通电。如果我们直接让大脑通电，大脑就能又快又好地运转起来吗？

我和Thync的一些员工在波士顿保诚大厦的办公室见面，Thync是由英语单词"思考"（think）和"同步"（sync）组合而成的新词。该公司在我来访之前已经推出了一款设备，该设备的用户通过微电流刺激大脑来控制他们的活动和休息时间。安装在头部的两个电极供电，低剂量的电流作用于前额

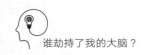

皮质区域，该区域负责控制动作和情感。这非常简单：只需将大脑连接电源，许多事情都会变得更好。这样一来，我们不就是两条腿走路的思考机器吗？

2000年，来自哥廷根大学的两位研究人员首次在一项研究中得出结论：通过电刺激大脑的方法，神经细胞的兴奋度可提高40%。后来，研究人员还成功地证明低电源可以改善运动和学习能力。

这是否意味着，低电流刺激大脑能够提升思考能力？我以前想过这个可能性，医学史上也有很多给人通电的实验。公元1世纪，古罗马医生斯克劳修斯·拉格斯用高压电流为他的病人治疗头痛，他认为高达220伏的电流有助于防止头痛。自18世纪以来，医学界一再寻求通过电疗来治疗瘫痪、疼痛和癫痫类病症。在心理治疗方面也有这样的案例，尽管是痛苦的。20世纪30年代后期，意大利医生塞来提和比尼发现由电治疗癫痫发作可以缓解精神病症状。由于20世纪30年代还没有今天的医疗器械，患者在治疗期间经常受伤。电疗在医学界声名狼藉，而今天的治疗形式要好很多。

但今天电疗不再仅仅关乎医学治疗，更关乎提升思维效率和情绪管理，这样人们在短期内不会感到沮丧、疲劳或毫无兴趣。Thync的设备就是这样的。按照程序选择"运动"或"停止"，它可以取代咖啡或睡眠，减小压力，使用户更容易平静和集中注意力。

　　我在 Thync 总部体验了新产品。一位热心的员工将一个电极放在我的头上，另一个放在我的后颈。她说："我们给设备接通了微电流，这个设备能与头部和颈部的神经相互作用。整个过程非常舒适和安全。"然后她给了我一个智能手机，各种应用程序可以通过手机控制。我选择"活动"程序，因为我想知道，我是否可以使用该设备来控制我的睡眠，跨大西洋之旅的时差让我明显感受到这样的需求。

开启/关闭按钮可以激活大脑？

　　电流开始刺激大脑。我感觉到靠近右边的太阳穴有些许刺痛，那里是接通电流的地方。说不上难受，只是有一点不太习惯。最初，这个设备的电流供应标准默认值为 50%。我可以使用应用程序的调节功能增强或者减弱电流，从而改善大脑状态。我继续尝试，当电流值达到 70% 时，我感到头有一点痛。当电流值高达 84% 时，我已经头昏眼花了。不过个人体质不同，也可能只有我一个人有这种反应。当电流值达到 100% 时，我明显感觉头的右部有刺痛感。我的头开始不由自主地往左边倾斜，为的就是能够减轻，甚至消除这份疼痛。可无论用什么方式，我都能感觉到刺痛，这让我很不舒服。我调低了电流值，接着，又调高了点儿。这时，我发觉调节大脑的活跃程度似乎变得很简单。

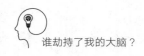

　　但又没有那么简单。事实上，使用电流调节功能之后，我感觉自己很清醒，甚至亢奋。那种感觉就像是身体超越了睡眠不足的极限，便会产生一些反常的行为，比如：歇斯底里地笑、晃动脚或者有些多动。

　　接受实验之前，我想知道Thync团队究竟会如何评价增强大脑技术的市场前景。团队的一个成员说道："我们技术不会入侵大脑，这一点是很好的，它的副作用非常小。每一片安眠药、每一类抗抑郁药服用之后，首先会进入血液，然后通过脑血管障壁，再作用于整个大脑。我们则直接针对药物产生作用的地方，这就是我们的目标。"未来让人期待。

　　由于我很早就进餐了，所以结束拜访时，我有点饿。我打算在拐角处的亚洲小吃店那里大饱口福，我很喜欢吃那里的汤面，因为汤很好喝。吃饱喝足后，我必须要不眠不休地全身心投入接下来36小时的工作中。我要在哈佛大学的一场会议上保持清醒，甚至全神贯注。或许我应该尝试一些放松身心的活动，但我希望自己更加清醒，而不是更加疲惫。

　　我在试用Thync新产品之后拍下了一些照片。照片上的我看起来十分怪异：表情僵硬，眼珠子看起来要比以前更加凸出。这看起来有点像一个和我长相相似的机器人，那么冷漠和消沉。虽然过段时间我恢复了常态，但我感到后怕！

　　实验会失败有许多原因，我们不可以因为个别情况就以偏概全。大脑很复杂，对于是否对大脑进行干预、如何干预，尤其是出于何种目的干预这些问题，我们必须格外小心。这是我的亲身体会。未来我们能通过电流来刺激大脑，使大脑清醒，这个想法影响深远。

哈佛医学院教授迈克尔·福克斯想通过刺激大脑帮助因压力而无法集中注意力的患者。他当时和团队一起研究意识产生于何处，并进一步挖掘大脑的哪些区域如何共同作用创造了意识。这是复杂且带有很大争议的问题。

我和教授一起坐在哈佛医学院的一间小办公室里。我发现，他会仔细考虑之后再回答我的问题，就像对待实验一样严谨。他认为，人们不能阻碍医疗的进步，也不能淡化刺激大脑的危险。这项研究充满机遇与危险。

福克斯说："我们喝咖啡和酒，是为了让自己精力充沛，那为什么不直接刺激大脑呢？"然后他自我否定了："我不认识任何一个愿意做刺激脑部实验的科学家。"这值得我们去思考。福克斯认为最重要的是，"我们对这个领域知之甚少，就连癫痫或者抑郁方面的治疗价值也尚未可知"。

我们还不甚了解电流刺激大脑的工作原理，我们需要"对症下药"。Thync公司提供了6种不同程度的电流量，让使用者变得更加专注和更加精力充沛。10分钟之内可以达到应有的效果，这或许算是一种促销措施吧。一次10分钟的电刺激可以让我在工作中充满活力，再接受10分钟的电刺激可以让我获得满满的能量，支撑我完成假期计划。我脑中的电流

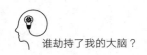

是如何让我实现不同的目标的，这是一个未解之谜。

在美国，这种仪器299美元就可以买到。每个人都可以在家里使用它，你可以决定多久对你的大脑通一次电，以及一次通电多久。一节电池、一些电线和电极就可以组装好一台仪器，人们可以使用该仪器调节自己的思考模式。

电流刺激和治疗是如何在短期内起作用的，现在我们对此有所了解，但长期影响尚未得到充分的研究。美国学术组织的专题研讨会给出了一份关于非入侵刺激神经的报告。报告提醒人们神经刺激可能会产生未知的负面后果，同时担心私人应用的安全性，并呼吁"我们迫切地需要关于这些方法有效性的诊断结果"。在有的人眼中，研究和应用必须齐头并进。这种使用按钮来激活与放松大脑的仪器非常具有市场前景，以至于我们要做比预期更多的研究。

顺便提一下，目前许多的研究结果都来自军方。"尽你所能"是多么响亮的口号啊！这个口号是1980—2001年美国军方的征兵口号，现在非常适用于入侵大脑的新运动——充分利用你的潜能，尽你所能！

事实上，士兵们经常处于高压状态，因为他们必须在极短的时间内做出判断并且迅速对事情做出正确的反应。研究人员在一系列的实验中发现，大脑刺激能够有效地改善大脑信息超负荷的状况。在美国国家航空航天局研发的一项未经命名的美国空间基地的测试中，受试要捕捉在计算机屏幕前移动区域内出现的十字线，与此同时，他们还得持续完成其他任务。在半小时的测试期间，有一半的受试大脑持续稳定地接通2毫安的电流。测试开始4分钟之后，通电的受试证明自己能高效地完成多项任务，他们能在虚拟现实游戏中找出狙击手，这表明刺激大脑能提升大脑效率。

到目前为止，美国的军事专家主要在实验中尝试使用药物来提升士兵的智力水平。他们认为，刺激大脑是一种更有针对性的提高士兵作战能力以及效率的方法。在科学界，人们讨论是否将大脑作为一个整体来观察。大脑不同区域的活动是否在零和博弈？我们可以提升一个大脑区域的效率，但是否得同时接受其他大脑区域效率的降低？

老实说，在平时的职场中，我们也得解决一些需要处理多重任务的情况。比如领导要来了，我要高度警惕，此时我还要处理Excel表格，并尽快回复工作邮件。当大脑接通几毫安的电流后，我确信自己可以办到。人们只有借助电流才能提升认知，这样的想法多么奇怪啊。当我感觉到压力大，想要正确应对时，我就操控大脑，这种想法有何不对呢？

我们是否应该给大脑通电，这一直备受争议。前面说的Thync公司的产品推出了"禅宗"模式。它借鉴了古老的冥想方式，可以让我们完全专注于自己的事情，不用通电就能恢复平衡。力量、稳定、专注和平衡感，这一切不是用某种方式制造出来的，人们得加以练习。几千年来盛行的冥想足以

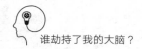

证明这一点。

　　只有以整体的方法对待自己的力量、创造力和外部环境，才能发现自我，充分激发潜能，从而使生活更加和谐。这是通几毫安电流所不能实现的。

第6站　24/7的世界——睡觉意味着失败

　　人们常常会梦到自己在飞。当醒来的时候，他们才意识到自己做不到。人们只能在睡觉的时候可以真的飞起来。在梦的解释中，这通常与性和快乐有关，或者与能够将自己从所有枷锁和约束中解放出来、超越自己的渴望有关。这让我们想再次探寻如何成为更好的自己。

　　白冠麻雀可以长时间飞行而不睡觉，这与人类不同。白冠麻雀适应得了一个星期不睡觉，也可以在不睡觉的情况下完成从阿拉斯加到墨西哥北部数千公里的多日飞行。白天寻找食物，晚上赶路，这是高效利用寿命的一个典范。

　　以前几乎没有人认识白冠麻雀。大约5年前，这种小鸟因成为美军的研究对象而突然成名了。在美国国防高级研究计划局的资助下，美国多所大学的研究人员研究了白冠麻雀的大脑功能，旨在查清它为什么能做到这一点。对人们（例如作战中的士兵）来说，在几天内保持清醒，抵抗睡眠的诱

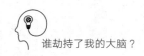
惑是很难的。这项研究的首要目的是创造一个"扩展性能战斗机"，即一个完美的士兵、一个从不睡觉的战士。

这项军事研究现在正转向民用。似乎在我们生活的某些领域已经出现了一种认识，即只有失败者才睡觉。康拉德·阿登纳直到1949年第一届联邦议院选举的第二天早上5点才知道选举结果。他在头一天午夜前就睡了，并没有等待选举结果，因为他累了。如果现在有政治家这样做，他将立即被当成疯子。硅谷的程序员总是夜以继日地苦苦思索复杂的软件问题的解决办法。人们认为，任何在所谓的正常工作时间结束后就回家的人，肯定不会创办企业，也不会取得巨大的成功。本杰明·富兰克林的那句名言"时间就是金钱"早已成为商界无可辩驳的口头禅，这种说法针对的是当下挑战睡眠的工作时长。

然而，我们仍然睡过了大约1/3的生命时光，损失了生产力。这点是一些通过提高效率来提高业绩的倡导者不能接受的。这笔账很简单：人如果睡得更少，就能做得更多。当一个人不容易感到疲惫，他的工作就会更有成效。人需要睡觉吗？在每周7天和每天24小时都以效率为中心的社会，睡觉显然不合时宜。

床上的敌人：可恶的睡眠

20世纪初，德国人平均每天要睡8~9小时。现在他们每天只需要睡7个小时。如今，技术可以让我们睡眠时间更短，当然这是技术应该负责的事，睡眠会变得更高效。我们目前需要7~8小时才能恢复体力，如果以后能在4小时内达到同样的功效，那么我们的生产力便会大大提高。由于正常工作时间的生产率几乎不能再被提高，我们就得通过增加正常工作时间外的时间来提升生产。每减少3小时的睡眠时间便能使工作时间延长3小时，这就像需要休息之人头顶上悬着的达摩克利斯之剑。

当你承诺放弃睡眠、保持清醒之时，你只是疲惫地睁着眼睛，而你已经处于竞争的劣势了。企业家和政客喜欢吹嘘自己每晚睡眠时间不到5小时。我想起德国北威州前任州长沃尔夫冈·克莱门特，他就睡得很少。早上5点起床，夜里才休息。然后他会跑10公里，无论是在波恩的莱茵河畔或广场上，还是在30℃高温时穿着10公斤的防弹背心在科索沃普里兹伦的德国部队营地周围，克莱门特都坚持跑步，随行的工作人员疲惫不堪。

睡眠少的人是高效社会的模范吗？要维持睡得少的神话，就需要一个不健康的自我暗示。阿伦斯巴赫民意研究所的一项研究发现，在519名领军人物中，30%以上的一流政治家

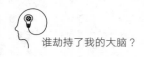

每天睡不到5个小时，但超过60%的人会感到困倦不止。对于企业家来说，情况并没有好一些。成功与睡得少密切相关。德国铁路前首席执行官顾儒在接受采访时宣称，每天4个小时的睡眠对他来说就足够了。企业家埃隆·马斯克则每天睡6.5小时，他在2013年接受采访时说："如果我睡眠不足，我的精力就会受限。"

在德国，30%的人经常睡眠不足；在英国有35%；在美国有45%；在日本，睡眠不足的人甚至占了56%。睡眠不足不仅会对个人健康产生影响，也对经济有害。兰德公司的一项研究表明，德国每年由于缺乏睡眠和疾病后遗症而损失600亿欧元的经济产值，占国内生产总值的1.56%。在美国，数据看起来更令人担忧：睡眠不足导致每年损失2.28%的国内生产总值，累计411亿美元。缺乏睡眠并不代表经济繁荣，而是象征着经济萎靡。合乎逻辑的结果是：睡得更多才能更好地工作。

企业家阿德里安娜·赫芬顿提出了全球性的"睡眠危机"，她看到的是一个长期过度疲惫的社会问题。在这样的社会里，健康问题不断增多。对于赫芬顿而言，这些问题是现代社会的特征。凯洛格管理学院教授莫罗·塞夫说："所有使夜晚睡眠更高效的努力都是为了找到盈亏平衡点。"也就是说，人的睡眠可以优化，否则缺乏睡眠导致的负面影响会超过生产力的盈利。

　　在毫无顾虑地对待睡眠的背后，隐藏着与对用电刺激大脑同样的态度。假设可以像调节机器一样去调整人体生物节奏，使身心效率像一台机器一样，可以根据需要调高或调低，那人就具有很强的技术性或功能性——此处输入，别处输出。实际上，机器可能会这样运行，但人类却不行。

　　那么，人类为了提高效率，可以越来越多地剥夺自己的休息时间吗？叔本华否认了这个问题。他认为，人类在睡眠中才进入"生活的真正核心"，控制睡眠就是操纵人类。马克思却将睡眠解释为资本主义的"自然屏障"，这使得人类很难完全接受工业生产，睡眠优化只是变相的合法形式。乔纳森·克拉里在文章中写道，"睡眠意味着人类需求和时间间隔的概念，它不能被巨大的利润机器占为己有或利用"。根据克拉里的说法，这个想法离我们的时代并不遥远，"在新自由主义和全球化思想中，睡眠只是失败者的东西"。

　　我们多么频繁地被问是否睡得好，我们总是不假思索地回应"谢谢，睡得很好"。如果我们仔细思考，就会发现这是一个非常基本的问题，问的不是睡觉，而是人们是否能够享受生活的安宁和休养。没有生物不睡觉，长颈鹿每天只睡 30 分钟，而蝙蝠每天睡 20 小时，它们都会累，甚至还包括白冠麻雀。果蝇的睡眠模式很大程度上与人类相似，睡觉是人类和动物的生存方式。

　　我们睡觉时会陷入危险的境地。杀人犯和窃贼有可能会

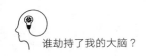

在晚上过来，因为晚上人们都睡着了。然而大自然早已设定好所有生物都必须在某一个时候睡觉，这也许表明这个恢复阶段对身心健康的价值和重要性。睡觉时人们也是特别亲密的，人们不想和一个他们不认识或不喜欢的人一起睡觉。从纯粹的意义来看，一起睡觉是一种非常亲密的象征。

技术却忽视了人类的这些需求。至少制造商向我们保证：健身手环不仅可以统计步数和阶梯数，还可以记录睡眠时间、睡眠模式和潜在的恢复价值。抵抗睡眠和寻求提升大脑效率就如同一枚硬币的正反面，一直伴随着我们。

如果可以精确测量，是否可以测出我们在哪些时候睡得更好，以及我们的睡眠质量有多么糟糕？恐怕不行。长期有睡眠障碍的人都知道这意味着什么：思想变得麻木，专注力以及创造力消失，变得冷漠，看起来像一个僵尸，失去了生活的乐趣。精神病学家彼得·多格斯写道："睡眠障碍是抑郁症的并发症。没有抑郁症不伴随着睡眠障碍，没有睡眠障碍不导致抑郁症的。"

大脑里的滴答声

我们知道，关于睡眠还有很多未知有待大力发掘。杰弗里·霍尔、迈克尔·巴斯巴什和迈克尔·杨由于发现了昼夜节律，获得了2017年诺贝尔生理学或医学奖。这三位学者研究了调控人体生物钟的分子机制，这个机制能调节我们的消化功能、荷尔蒙分泌和血压。昼夜节律的进化使我们的生理功能在24小时内保持同步，这是人类历史上相当震撼的发现之一。

最重要的节律是睡眠周期。一位"汉堡"人每次睡前喝很多酒，床边放着闪蓝光的手机，这一切都会让睡眠周期紊乱。现代"游牧民族"总是不断迁移、更换工作，这样的特征摧毁了好的睡眠结构。

睡眠是有周期的。每个周期持续80~110分钟，通常我们每晚会经历4~7个这样的周期。每个周期由不同的睡眠阶段组成，即深度睡眠阶段和快速眼动睡眠阶段。在夜间睡觉的时候，深度睡眠可以让身体得到休息，快速眼动睡眠则可以强化记忆。同时，梦有助于我们筛选重要的信息并将其储存在大脑里。哈佛医学院的睡眠研究专家罗伯特·史提葛说："当我们做梦时，会梦到自己的工作场景。当我们醒来，还能清楚地记得梦里所有的画面。"睡眠就像大脑的修复软件，它能调控生理周期，积累日常生活中的经验并增强记忆。

苏黎世大学医学院的神经病学家克里斯汀·鲍曼与药理学家彼得·兰多尔特共同开展了重点临床研究"睡眠与健康"，致力于更好地理解人类的睡眠。鲍曼说："个性化的医学肯定可以借助例如声或电的刺激来改善深度睡眠。"但是他接下来却说："我们如今的睡眠质量比以往更糟糕。其原因在于有很多设备剥夺了我们的时间和安宁，同时也因为越

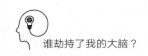

来越多的人想要挤出个人时间，以满足更多的需求。"所以，现在应该有更多的设备帮助我们恢复因使用其他设备而失去的睡眠。

智能手机就是让我们失去睡眠的设备。许多人会把手机带上床，睡前还看一会儿手机屏幕。手机屏幕会有不同的光波，眼睛视网膜对蓝光非常敏感，蓝光的光照会减少褪黑素的分泌。褪黑素负责调整昼夜节律，控制昼夜周期，是我们的生物钟。睡前看手机时，大脑会接收信号："注意，现在有光亮，请保持清醒！"盲人也能够从光谱中区分出蓝光。盲人虽然看不到，但能感知光的存在。

发光的设备将黎明和黑夜赶出我们的世界，它们影响着我们的大脑。谁夜里不睡觉，就会一整天都没精神。为了排除这些阻碍睡眠的因素，我们可以选择不带手机上床。但这太过简单了，技术也可以为技术带来的问题提供解决方案。如今，大部分设备都有"夜间设置"，该功能可以将荧光屏的色谱调成暖色调而且减少蓝光比例，所以"夜猫子"可以放心伴着手机入眠。

大脑对昼夜节律的干扰非常敏感，注意力不集中、记忆障碍和工作能力下降都是干扰带来的后果。弗莱堡大学的睡眠研究专家说："为了第二天恢复活力，我们应该留足充分的睡眠时间。"如果谁长时间每晚只睡6个小时，那么他的认知和效率就会和一个人24小时保持清醒或血液酒精浓度为0.1%

时的状态一样。

　　睡眠障碍患者就像整天醉酒的人，走路跟跄，运动能力退化，感知水平降低，情绪不稳定。这都是因为大脑的控制中心前额皮层和情绪与恐惧中心杏仁核的运行不再协调。睡了短短一夜后，认知能力会下降，不过这只是睡眠不足带来的短期影响，长期积累的后果更具威胁性。很多研究指出，睡眠不足与抑郁、体重增加、免疫系统能力下降、癌症和痴呆之间存在关联。

　　睡觉时，大脑会清理"垃圾"。新的研究指出：在睡觉期间，大脑代谢会发生变化，神经细胞为自己铺设"下水道"，冲洗并运走清醒期间积累的"垃圾"。

　　除了运走"垃圾"外，也做了"家务"。睡觉时，大脑重播了自己的经历，决定哪些被纳入长期记忆，然后对经验进行分类和加工。哈佛大学医学院的"俄罗斯方块研究"是这个领域中众多让人印象深刻的研究成果之一。研究者让一组受试在3天时间里玩数小时俄罗斯方块，其中一些受试患有健忘症，这是一种普遍的记忆力障碍。每一个游戏比赛日的第二天晚上，每位参赛者都被唤醒，被要求描述他们所做的梦。你可以发现：他们所有的人都梦到了俄罗斯方块，就连健忘症患者也是如此。虽然这些健忘症患者醒来时不记得参加过比赛，不记得参加过实验，也不记得自己梦见过什么，但是他们能描述下落的几何图形。

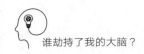

　　图宾根大学的研究人员简·博恩也对睡眠与记忆之间的关联感兴趣。他认为睡觉就像"离线阶段"，大脑需要这段时间实现自我重组，这在加工经历与经验或者学习过程中起着至关重要的作用。人如果不睡觉，大脑与身体就不再合作运行。他在图宾根大学的办公室里向我解释："大脑控制着我们的饮食过程。当我们吃糖的时候，我们通过甜味接收器了解到这是一种奖励效应。睡觉时，这会调为相反的模式。如果不是这样，我们将会一直吃下去。许多失眠者就是这样，他们会越来越胖，因为他们失去了内在的平衡。"如果我们睡不着觉的话，我们是否会变得疯癫？简·博恩思考了一会，然后回答道："是的，很有可能会疯。"

　　正如许多其他的研究人员一样，博恩对安眠药持有怀疑态度。安眠药通过抑制神经细胞的兴奋性来镇静和催眠，但是这样的药物也会改变睡眠结构，影响睡眠的恢复价值。尽管如此，还是有很多人借助安眠药治疗睡眠障碍和睡眠不足的症状。2014年，全球安眠药市场销售额不到600亿美元，2020年预计增长到800亿美元以上。我们对药物和睡觉的目的再次产生极大的困惑。许多人不再考虑睡觉的意义和目的，也不再考虑更好地调整生活节奏以适应身心的需求，他们更乐于服用药丸。因此，他们忽视了睡眠的意义和目的，只是加大药的剂量。他们以这种错误的节律继续活下去，这就如同为了寻找伟大的爱情，夜复一夜地逛妓院。有一天，可能成功了，但也有可能不会成功。比尔·哈弗斯（Bill Haves）在他的书中写了："麻醉与自然睡眠的区别就像性与浪漫爱情的区别，你可以从他的眼睛里看出来。"

　　能够考虑这一切的人就不会认同借助技术调节、甚至减少睡眠需求的人的想法。睡眠研究人员蒂尔·伦内伯格在一个长期项目中研究世界各地人们的睡眠需求和睡眠行为。伦内伯格深信："每个人都有自己的睡眠节律。"不断地妨碍或者忽视自己的睡眠节律的人就会患一种慢性疲劳的"社交时差"，这与跨时区长途飞行的后遗症相似，只是出差的人只需数天即可调好时差，睡眠不足就没有那么好调节了。伦内伯格说："睡眠的作用就在于避免醒着的时候无法工作。"他深思熟虑后认为，帮助人们节省睡眠时间是"一种可怕的愚蠢行为"。

　　"当你死了，你还能睡觉。"这句话也得归功于本杰明·富兰克林。他将时间与金钱置于同等地位，引起了我们的注意。根据医学知识，我们可以将富兰克林的话反过来说："如果你睡不着觉，那你一定离死不远了。"

戴着头盔和应用程序：进入睡眠之战

　　有一家老工厂位于纽约的布鲁克林，这栋工业大楼极富魅力。冯·克劳斯坐在桌旁，身边是一些技术设备和成堆的

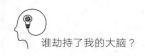

建筑材料，他正在这栋楼里致力于改善人们的睡眠。

进入这个工作坊，也就意味着迈向新世界。午后的阳光洒向布满灰尘的窗户，照亮了位于房间中部橱窗里的玩偶，它戴着一个看起来是由干发帽制作而成的头盔。这只玩偶被乱放着，就像来自未来的展品。

冯·克劳斯是一位神经科学家和工程师，他跟人合伙创立了"光晕神经科学"公司，拥有几项专利。其中一项专利类似于Thync的产品，运用电击疗法激活大脑，用于治疗睡眠障碍和其他问题。该项目的启动得到了美国明星马克·安德森的支持，目前冯·克劳斯的电击疗法已完成各种临床实验。世界各地正在积极研究对大脑进行电流和声音刺激，以促进恢复性睡眠。如果电流或声音会影响脑电波，它们就可以在我们睡眠期间帮助处理记忆。

冯·克劳斯也有过类似的想法。他致力于研究神经科学和数字技术的接口，他认为提高睡眠效率是个"好方法"。但是他仍然质疑这种操控技术在多大程度上能实现，"我们需要先了解睡眠，然后才能去尝试操控它"。

他的第二个专利产品似乎更复杂，这个名为"Myndset"的应用程序正处于测试阶段，它采用较少的入侵手段，生成有助于了解大脑睡眠的数据。为得到数据，我们要先去睡一觉。一分钟的刺激反应程序旨在帮助用户在潜意识中激活睡眠需求，并根据用户的意愿调整心情。我参加了此次公开测试。

晚上，我坐在酒店的床上尝试使用这个应用程序。它发出指令，让我打个大大的哈欠，我照做了。这个指令出现了多次，然后是一些其他有趣的练习。打哈欠会让我们昏昏欲睡。但是想象一下，当我们坐在床上，按照指令对着手机打哈欠，这看起来是多么荒谬啊。这款应用程序很可能永远都是测试版本，不会投入市场。

也许在围绕操纵睡眠的整个讨论中，最大问题不在于我们是否达到了任何假定的睡眠标准。睡眠标准时长真的一定就是8小时吗？最近的一项研究表明，原始人每天只睡6~7小时，这跟工业化国家的居民睡眠时间不相上下。一定是连续睡几个小时吗？不一定。我们祖先也是双阶段或多阶段的睡眠时间：睡3~4小时，再清醒数小时，然后是下一个睡眠阶段。在地中海国家，居民可以通过较长时间的午睡来补充仅有的几个小时的夜间睡眠。因此，"自然睡眠"的一般衡量标准似乎是不存在的。

这就是衡量和改进的问题：我们设定了一个不适合每个人的标准，那就应该调整标准。标准最好适用于自己的身体。我们必须能够了解疲劳的信号，然后才能去破解。这意味着我们应该根据自己的睡眠需求去调整自己的生活方式，而不是让睡眠适应失衡的环境。

在这一背景下，睡眠研究者比约恩·拉什主张睡眠优化的其他方法。这种方法的目的不是减少或者加快睡眠，而是

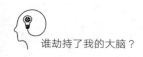

要理解睡眠，这样我们才可以在不影响人类重要的睡眠恢复功能的情况下利用睡眠。他测试了睡眠中的学习功能，他的一项研究表明：在睡眠期间刺激大脑，我们可以更好地学习并记住睡前学习过的知识。

"我们还要继续研究睡眠效率与市场化的接点。苏黎世的研究团队里已经有人致力于此。"克里斯蒂安·鲍曼说，"我们的目标是与例如初创企业或钟表业合作，提高生活质量和生产力，并在某一天为市场提供解决方案。"但是对于研究人员来说，市场化潜力达到了一个极限，就会触及生活质量："我们每天必须高效率地工作20小时吗？"

冯·克劳斯在这一点上也表现得很有想法。他反对"入侵睡眠"，但是他希望那些使用他产品的人能改善睡眠，能拥有适合自己的睡眠。此外，对他来说，重要的不是有持续效果的、马基雅维利主义的神经增强剂，而是成为一个幸福的人。冯·克劳斯在我们谈话结束时说："我希望，每个人都善待自己和他人。"众所周知，一个人睡得好、休息得好，这就意味着某种成功。

最后是一个小小的转折：在几十年前，人们认为睡眠不足是活跃分子和成功人士的象征，而几十年后，社会上的新迹象可以让人们更好地理解错乱的睡眠时间。跟猜想不同的是，其实睡眠充足的人才能在职场中晋升。如今，睡眠充足成了一个人悉心管理自己的标志。睡眠突然从失败者的主题变成了胜利者的主题。

　　很多公司都以阿里安娜·赫芬顿为榜样建了员工宿舍，那些平时随时待命的职工也可以在宿舍中打瞌睡，因为身心都休息好才能开始新一天的工作。为了追求效率，现代人在不睡觉与睡觉之间摇摆不定。如果你累了，只想以及只能睡觉，这似乎是常态，只是这往往难以实现。

第7站　增强神经的药片

坚持自我并不是人类最伟大的天赋，公元前2000年左右的考古发现证明人类早就在探寻超越自我。在阿根廷的一次考古挖掘中，研究人员发现了用挖空的马骨雕刻而成的小哨子，里面装满了大果柯拉豆的种子残留物。这些种子含有致幻剂（二苯甲基），在服用过程中，人们会进入长达15分钟的意识变化，这一过程伴随着幻觉、狂喜或飞行体验。在超剂量的不利情况下，会出现头痛、恶心和呕吐等症状，第二天还会出现严重的宿醉感。人们很早就会在烟斗里放种子，让烟雾上升到头顶。大果柯拉豆是青铜器时代早期用来制作烟卷的原材料。

哥伦布在15世纪的发现之旅中接触了大果柯拉豆树。他讲述了在安的列斯群岛上住着的部落族长和萨满吸食的一种粉末，这种粉末能够让人麻醉。他观察到，他们吸食粉末后的举止就像醉汉，甚至失去知觉。亚历山大·冯·洪堡在19

世纪初的研究之旅中也着迷于奥里诺科河上印第安人加工树豆荚的方式：掰开豆荚，打湿豆荚，然后将豆子发酵。发酵后的豆子可以磨成面粉，烤成蛋糕。这是早期的大麻蛋糕。

　　就像前面列举的一样，人们食用毒品大多是为了体验意识极限之外的世界。毒品与宗教仪式之间的联系也贯穿在人类历史中：斯基泰人的大麻、西伯利亚一些萨满的蛤蟆菌、阿兹特克人文化中的幻觉蘑菇、亚马孙印第安人的死藤水，可能还有希腊得墨忒耳礼拜时的类似麦角酸二乙酰胺的材料。哥伦布和亚历山大·冯·洪堡观察到的印度萨满确实不是唯一想要借助致幻植物与神灵交流的人，科学家称这种治疗过程中使用的致幻物质为灵媒物质（Entheogene）。这个词源于古希腊，意思是传递上帝的信息。

　　人们冒着生命危险去超越自己、超越自己的感官体验。过去的许多例子表明，认知欲会让人们尝试危险的实验。麦角酸二乙酰胺的发现者艾伯特·霍夫曼将他服用强效致幻剂的实验描述为不可思议的经历。实验中，他脑海里产生了迷人的图画以及万花筒般的色彩，"我意识到，麦角酸二乙酰胺这一新型药物必须在药理学、神经病学，特别是精神病学方面发挥作用"。

　　20世纪50年代，英国作家阿道司·赫胥黎为了研究服用毒品后的状态，大胆实验，主要服用了麦角酸二乙酰胺。除了大胆实验之外，还有哲学问题困扰着他："精神健康的人怎

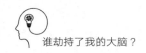

样才能体验疯狂的感觉？如果我们不是幻想家、灵媒或者音乐天才，我们就无法进入威廉·布莱克（英国画家、诗人）、伊曼纽·斯威登堡（瑞典神学家）、约翰·塞巴斯蒂安·巴赫（德国作曲家）的世界吗？"在这些实验中，威廉·布莱克将自己和他人的经验联系起来，感受自我意识的束缚，从而想逃离自我认知的局限，这是一种超验的实验方法。"当感知的大门被打开，物之本然便显现，无穷无尽。"积累的经验同时也是束缚，如果将认知与它们联系起来，人类的能力将受很大的局限。与所有可能的无限广阔相比，我们的个体存在只是宇宙中的一团尘埃。赫胥黎撰写的《知觉之门》（The Doors of Perception），在最开头引用了威廉·布莱克的话，美国摇滚乐队大门乐队也以该书命名。

自我增强：我就是新宗教

过去，萨满借助毒品控制自己，以通往其他的世界；现代人则通过吸食毒品、服用药物或者采用技术来完善和提升自我。自我增强可以让人们克服身体和思想上的束缚，突破自己的效率限制，从而更高效地运转。这其实与超越自我没有多大关系，而是与自私和自负相关。人们把自我增强变成了一种新宗教。去做能够让你变得更好的事情，而不是成为过去的你或者成为别人，这就是这种宗教第一条也是唯一的一条戒律。

　　动物界的一个例子也许表明，这会产生怎样的结果。一些蚂蚁经常与甲虫一起生活，它们之间存在寄生关系。研究者猜测，主要原因是甲虫产生了分泌物，蚂蚁舔舐这种分泌物后，会产生类似喝醉的状态。说蚂蚁想增强意识也许有些不现实。喝醉过的人会经常想买醉，这是酒瘾的第一个阶段。蚂蚁愿意黏在甲虫的屁股后面，而甲虫也愿意吃蚂蚁的蛹。不同于人类，这些蚂蚁没有接受过挫折训练而获得忍耐力，分泌物导致的麻醉可以破坏传说中蚂蚁的凝聚力，这与人类有相似之处。人们不仅陶醉于植物、酒精或者药品，而且陶醉于高效工作，即超越自己、超越他人的期望。自我增强指的不仅是丰富自我，还包括提升自我。从长远来看，这会破坏一个团队或社会的凝聚力。

　　不再共同举办提升自我的弥撒，而是人人着手提升自己，这不是上帝的杰作，而是自我增强之旅的作用。圣体匣就是脸书上传的健身手环数据、心脏节奏跟踪器和卡路里表的打分，新宗教的信徒数量还在不断增加。

高效率竞争社会的注意力障碍

　　2010年左右，网上最早报道了人们在备考阶段，甚至工作日越来越普遍地使用药物以提升身体性能的事情。我清楚

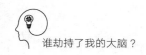

地记得这一点。当时我在哈佛大学待了数月，有一个晚上，我与学生们坐在一起聊天。在谈话的过程中，一位学生表示，哈佛大学跟所有的常青藤盟校一样，学生们为了学更多的东西，在备考阶段几乎不睡觉。对此，正常人是坚持不下去的，所以需要一些工具来抑制或者消除睡觉的本能。其他学生也承认，为了在备考期间能够坚持下来，他们经常服用药物。

　　几乎没有关于为了提高效率而滥用药物的官方数据，但滥用药物的现象早已存在，不再是秘密。2010年，据说哈佛大学80%的学生在考试期间服用利他林（当然没有实证）。利他林是一种安非他命类药物，这种药品可治疗注意力障碍和多动症，而对该药的滥用则是为了对抗压力下的疲劳和睡眠。

　　一些统计数据表明，越来越多的人使用常见药物来提高思维效率。根据国际麻醉药管制委员会的数据，全世界每天服用利他林的数量从1990年的约5000万人升至2013年的近25亿人。该药物第一次普及是在20世纪90年代初期。1994年全球使用该药物的数量是1985年的5倍，其中很大一部分进入了美国市场，现在美国市场仍然占比很大。单在包括德国在内的一些欧洲国家，自20世纪90年代初以来，药品的使用数量一直呈急剧上升的趋势。

　　这也许与人们注意力不足和多动症增加的情况相关，但不止这些可能性。自20世纪90年代初期以来，人们不断增加药物的使用，以便调整健康的大脑、提高注意力和思维效率。

　　2007 年，剑桥的两位研究人员在《自然》上发表了一篇论文，题为"教授的小助教"。该文章引起了学术界的关注，因为这项在同事内部的调研发现，同事们愿意服用药物以提升大脑效率，这令人诧异。《自然》要求更详细地了解这一点，并在第二年，对 60 个国家的 1400 个人进行了一项关于利他林滥用的匿名调研，其中 1/5 的人承认使用了这种药物来提高工作效率。

　　为此，人们必须知道，利他林是治疗注意力不足、多动症和嗜睡症的处方药。在德国，利他林甚至被看作一种迷幻处方药。利他林导致神经递质多巴胺和去甲肾上腺素的运输障碍。一般情况下，这些神经递质在两个神经细胞之间的突触间隙中释放出来，再由运输者重构。如果过程受阻，更多神经递质更长时间地停留在突触间隙中。神经递质越多，传递的信号就越多。神经细胞完全释放，"精神能量"就会高于正常水平，大脑就高速运转。

　　安非他命也有相似的作用，它也是治疗注意力障碍或者多动症的处方药，能够有效刺激神经递质的分泌。高浓度的神经递质会使神经细胞处于戒备状态，这样注意力就更集中了。它提升了自我价值感，会带来一种愉快的感觉。在美国，最常见的兴奋类药品是安非他命，它几乎成了提高效率而被滥用药物中的传奇。

　　正如发现新事物时经常发生的那样，安非他命的发现是

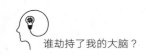

个偶然。美国化学家戈登·亚勒斯于1929年在实验中试图找到一种治疗哮喘的药品，结果发现了安非他命。在前期实验中，他感觉自己非常健康，只是遭受了失眠。从此，安非他命开始用来治疗各种疾病，作为提神物和抗抑郁药在美国上市销售。该药在第二次世界大战，用来促使美军士兵愿意作战和冒险。20世纪90年代，美国当局对安非他命进行监管之后，该药物重新用于治疗注意力障碍和多动症。

戈登·亚勒斯的发现代表着医学中的文化变迁。治疗哮喘的药物现在是提高效率的"灵丹妙药"，人们服用它，可以不再顾忌生理和心理上的极限，以完成一切想要做的事情。无论如何，服用药物的人希望自己能够更好地度过一天。

利他林和安非他命能抑制冲动，因此能有效治疗注意力障碍和多动症。健康的人可以利用它形成一个明确的焦点：不再分心，不会跑题，没有拖延症，一天连续不断地学习8小时不成问题，连续熬夜不成问题，加班到深夜也不成问题。不仅在美国的精英大学、德国的办公室，能够夜以继日地工作和学习对许多人来说都有吸引力。2015年，ADK的一项研究发现，将近300万人为了在工作中精神饱满以及承受压力，已经服用过刺激性药片了。

通过服用药片提升效率的方式乍听来不错，但如果人们仔细研究这份经验报告，就不会再这么认为了。记者凯西·施瓦兹叙述了她多年来是如何尝试服用安非他命来推动生活和事业发展的。她说药能带来"敏锐的大脑"，安非他命让人"极度兴奋"。在这种状态下，她可以在图书馆里一口气看完一本书。

凯西·施瓦兹服药之后学习效率特别高，但她在正常状态下的思维会变慢，而且她变得更谨慎、更矛盾，这让她越来越无法忍受，结果她必须服用更多的安非他命。这一点没人注意到，这是效率社会催生出来的东西。当人们想着一种药物能涉及每个人想要的效率、成就，会想到毒品吗？有一天，凯西·施瓦兹会完全依赖这种药物，因为她想要更多地去操控她的人生，这种控制此时此刻得靠服药。经过治疗，她最后戒了药，但她担心长期服药的副作用。持久地滥用利他林和安非他命会不会对健康的大脑有影响，现在还没有定论。

当凯西·施瓦兹在自传中谈到"安非他命一代"时，她指出了比个人依赖更重要的一个问题。曾经，精英学校的学生服用药物，以实现头脑更灵活。如今在美国，该药不仅早已应用到了学生身上，甚至包括越来越多的学龄前儿童。从幼儿园开始服用药物的人会更早地习惯持续完美的精神状态，然后把这种习惯带到中小学，最后带到工作中去。一位25岁的男子说："我们在某个时候可能会意识到，我们是有史以来最聪明的人，但也是最悲伤、最孤独的人。"

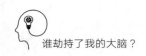

纯粹的幻想：是否有良方

大脑不仅是我们认知和情绪的控制中心，也是我们想象力和创造力的起源。所以人类的梦想是操控大脑、激发想象力，从而变得更有创造力。然而，我们可以从大量实验中得知，我们猛烈地朝着大脑发射弹药，这可能会顺利进行，也可能不会顺利进行，因为虽然如利他林等药物对大脑神经的影响已经得到了很好的理解，但创造力和想象力的产生机制却完全不同，我们还没有发现一种机制可以帮助我们成为歌德、毕加索或莫扎特。也许这种机制并不存在，因为人类社会化、认知能力和情绪状况的相互作用过于复杂，无法通过任何手段或技术进行操控。

我从书本中获得了提升大脑效率的药物知识并得悉人的极限，进而对人类社会化、认知能力和情绪之间的关联产生了兴趣。在线论坛有许多关于利他林的新闻，这些新闻报道了药物的用途、理想剂量和现有疾病症状外的副作用。利他林大多有利于提高注意力和持久力，当我尝试服药一周，我的感受与那些新闻里讲的类似。我几乎不会分心，我休息、吃饭、与他人沟通的需求明显降低。服用药物的时间越长，我对那些需求越趋于零。

我吃了药后会发生什么？我会过度劳累、镇静、注意力完全集中，还是健谈、精力充沛？

　　我 2 小时前吃了药。人们应该在晚餐时吃这个药，这样才能慢慢发挥药效。我一直在等，但什么也没发生。

　　我快速地购物，面包、奶酪、啤酒、洗涤剂……我边走边把它们放进购物车中，继续向前走。在调料区碰到了同事，交谈的内容平淡无奇，我又继续往前走，朝着收款处走去，一切正常。一切正常吗？

　　当我参加编辑会议并在讨论中倾听同事的意见时，一切变得不正常了。我没有全情投入工作，不兴奋，不健谈，反而反应迟钝、神情恍惚，我的眼睛一直盯着房间的一个点不动。对我来说，效果与其他人不同，我可能根本不需要这种药物，因为我没有需要被治疗的"病情"。是这样吗？我已经很久没有如此平静过。我对任何事都无所谓：无所谓是否准点参加下一场约会；无所谓是否把刚刚的想法记录下来；无所谓汽车停在车库里数个小时；无所谓早先放在冰箱里的食物是否变质。我对所有的事都觉得无所谓。

　　看书的时候就有些不一样了。我阅读的速度并不像流动的河流那么快，我的大脑像电视屏幕一样接收字母和文本信息。每一个字母出现在我的大脑里，字母构成了单词和句子，最后是一整篇文章。与此同时，我感觉自己像一台计算机，通过始终相同的程序和软件扫描我不知道的文本。我扫描文章的次数多过阅读，我的脑灰质是否会将读取的字母组成强化的语境？

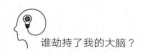

　　有一件事我一直很困惑。我属于想要不断超越自我的人，在阅读的时候，这样的人会变得不耐烦，因为他们的眼睛比脑子记的速度要慢。人们想要吸收所有阅读的内容，这导致了各种形式的行为障碍，在心理疗法中这被称为"冲动控制障碍"。利他林让我产生了行为障碍，我可以阅读，但和往常不一样，我的大脑虽像计算机一样运转，但我无法超越自己的极限。可以这么说，在开车时，我和我的大脑无法安静下来。

　　我感觉白天状态非常好，但晚上有些不一样。我醒着，躺在床上数个小时，精疲力尽，焦躁不安。我的手和脚就像沉重的泥团，似乎不属于我。我徘徊着，我有事情等着去做，事情多得像一座山。这并不是恐吓。我的思绪逐渐清晰，就像直线公路上的一辆小汽车沿着山坡往上开，艰难前行。我的头脑虽然目标清晰，但我的身体却非常顽固，它在床上滚来滚去。我的双腿和手发软，我出汗了，我意识到自己很饿，这不是一种幻觉，而是真的饿了。当我躺在黑夜中，我想象着侦探电影谋杀案发生前的场景：摄像机对准我倦怠的脸，我的眼睛突然睁开，眼神冷漠。这一刻令观众感到不安甚至害怕，我盯着镜头里自己的眼睛——此刻我可能是唯一不害怕自己的人。

　　服用利他林的人会生活在另一个世界——自我的世界。在这个世界里，一切都围绕着自己的焦点与目标。利他林会让焦点越来越清晰，但由于只关心自己的世界，所以焦点也越来越狭窄，然后就会影响创造力。当人们决定写一篇文章或创作一件艺术品时，他便会全心地专注于这项工作，在这种情况下就不会有创造力。创造力产生于思想游离之时，思想穿过现实或想象的世界，停留在某个地方，因为那儿非常美丽、特别。这些特别的想法和作品也许完全基于巧合。巧合是指未经计划、未经预测而遇到的意外事件，可能是一次对话、一个发现或未曾发现的两件事物间的关联。在这样的情况下，大脑开始运作，但究竟是如何运作的，我们尚未可知。

人格和智力方面的研究人员乔伊·保罗·吉尔福特提出了有趣的想法。他在1967年提出的"智力三维结构"模型假设了智力是由100多个因素组成的，不同形式的智力无法用可测量的智力值来概括。吉尔福特区分了聚合思维与发散思维。聚合思维是指有针对性地快速找出问题的解决方案。然而，创造力的前提是多轨式思考，要知道条条道路通罗马，很多方法可以铸造人类伟大的作品。思想之路蜿蜒崎岖，可能会到达意想不到的目的地。这就用到发散思维，这样的思维常常能够发现特殊、意外和卓绝的事物。

这正是利他林所不能达到的效果。这种药可以减少人们分心，让人注意力更集中，像机器一样工作。但是除了复制现有的东西，或按部就班地完成任务，并不会带来创新。对我来说，连续工作14或16个小时是不成问题的。我可能与同

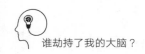

伴相处得很好，因为这种药物消除了我所有的情绪。我最开始非常喜欢这种状态，这让我进入一种持续的平静状态，一种机械式的斯多葛主义[1]，这在平时并不能感受到。我平时经常感到明显的不安，我需要同时做很多事情，忙于不同的任务，我的脑子非常混乱，经常突然想到一些人或事。而服用了利他林后，所有这一切都消失了。我最初感觉很美妙，但接下来就会注意到少了些东西。

当我试着为下一期杂志写文章的时候，才首次意识到这是我多年来每周都在做的事情。事实上，我认为服用利他林后，我会比平常写得更好。但这篇文章写得像一个说明书，我自己读懂了。

当然，创造力与感情有关，利他林的药效阻止了创造力的发挥。当我停止实验时，我甚至不需要记录。那是星期二，2015年3月24日。在那天，德国之翼4U9525在法国阿尔卑斯山区坠毁，有50人丧生。这件事情发生在早上10点41分。从那时起，编辑部的工作变得很繁重，我们做调查、打电话、讨论还可以为当前实际的问题做些什么。

一切都很顺利，我做出了必要的决定，举止得体。我知道发生了一些糟糕的事情，但也只是知道而已。它就像一个

---

1 斯多葛主义是古希腊和罗马帝国思想流派，由哲学家芝诺于公元前3世纪早期创立。该学派以伦理学为重心，秉持泛神物质一元论，强调神、自然与人为一体，神是宇宙的灵魂和智慧。——编注

额外的数据点植入我的大脑，能让我做出决定。如果我们想要清楚大脑里面发生了什么，我们就得洞察它。戏剧家毕希纳在《沃伊采克》里写着："每个人都是一个深渊，当人们往下看的时候，会觉得头晕目眩。"

深渊不一定意味着漆黑一片、腐败和堕落，它也可以是明亮清晰、不墨守成规的。如果我们工作，却毫无感情，如果我们满足于自己的现状，而不对他人感兴趣，深渊就有了尖锐的边缘和棱角。这样，我们就难以放开思维、打开心扉。

利他林让没有患病、没有治疗需求的人成为一台生产和工作的机器。就像一台计算机一样，它的任务不是产生想法或移情，而是速算。利他林可以很好地将我们的被动性转化为主动性。你会花整晚时间整理你收藏的CD吗？你会花几个小时来腾出衣柜空间吗？你会使用PPT制作完美规范的图表吗？一切都很顺利。如果谁总是这样追求完美的话，也就无法关注生活中必要的无序，而事实上无序才能激发新生事物，实现创新。

严谨，却毫无创新：莫达非尼和促智药物

几年来，除了利他林之外，还有一种提高效率的药物：莫达非尼。没有患病的人服用这种药物后，会兴奋、清醒，并注意力集中。许多网络论坛可以证实，莫达非尼适用于彻

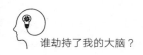

夜工作的人。莫达非尼的药效和利他林不同，它不会导致人情冷漠，也不会使流水线上的工作具有创造性，它的药效具体如何还不清楚。因此，虽然目前莫达非尼服用成瘾的风险低于利他林，但还是应谨慎使用。

事实上，我对莫达非尼与利他林的体验是不一样的。毫无疑问，我经历了创造性思维的爆发，或者说经历了从未体验过的头脑风暴。莫达非尼让我感到疲惫，这种反应在我的身上表现得尤为明显。说实话，这是一种适度的疲惫。我记得我在飞机上听着音乐，眼前有一篇我想读的文章，这时传来了安全公告。不知为何，我感觉就好像有一阵狂风吹散了我的思绪，将所有的感官印象分解为信息碎片。这不会让人不舒服，但也不会让人有效率。

我曾期待莫达非尼会使我的感官和思想变得敏锐，然而实际情况与预期的不一样。根据其他使用者的使用报告，我可以用一种生动的方式来描述这种药物，即使用者能够仔细关注并区别一团多彩的毛线。我认为，这就像自闭患者的秩序模式。但也并非如此。我仔细地盯着整个毛线团，认为它非常特别，看着看着就睡着了。

大约2小时之后，我坐在家里的书桌前，注意力非常集中。我不停地阅读，我可以把读的东西标注出来。当我越来越集中精力，头疼随之而来。就好像有人用几根吊带绑在我的后脑勺上，而吊带的另一端紧紧地绑在肩胛骨上。这种拉扯使我的颈部和肩部越来越紧，我感到非常难受。

这种体验对于某些人来说也许是可以接受的。一段时间以来，在硅谷，服用药物刺激大脑、提升效率已经成了趋势。因为副作用少、依赖风险低，莫达非尼成为硅谷人员在职业生涯中获得竞争优势的理想药物。对于许多人的职场生活来说，莫达非尼不仅重要，甚至是他们的一切。美国TechCrunch网站宣布莫达非尼是"企业的首选药丸"，这听起来像是赌注、决心和成功。

硅谷最近呼吁大家服用微剂量的迷幻剂。当一位年轻的企业家在会议上首次问我是否也使用微剂量迷幻剂时，我完全不知道他在说什么。"什么是微剂量？"我回问他。在同一时段，我脱离了一个很酷的大脑新潮流的组织。每隔几天使用大约10微克小剂量的药物可以提升注意力和工作效率，这药物的花费大约只是你旅行费用的1/10。20世纪60年代，嬉皮士使用迷幻剂，为的是自己能和粉色大象通宵裸舞，而如今这种药物用于提高日常工作的效率。事实上，这种药物并不能帮助人们实现梦想，反而起着阻碍作用。这种药物只能提升思考和工作效率，这是自我优化者的新常态。

为了让这种新常态听起来更好，于是促智药物就诞生了。促智药物最早由罗马尼亚医生科尼利乌·E.朱尔盖亚发明。他于1964年发明了药物吡拉西坦，这种药物能刺激大脑加快新陈代谢并预防痴呆症。健康人士偶尔也会采取这种

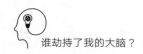

方法来增强大脑效率，朱尔盖亚因此声名大噪。促智药物（Nootropika）是个新词，由希腊语"智力"（noos）和"有助于"（tropein）组合而成。促智药物听起来很酷，它能促使世界和人类的进步。

不管我们愿不愿意，我们都必须习惯完善自我的所有可能性，否则我们将无法在全球竞争中成为最优秀的人才。扎克·林奇解释道："一位年满55岁的波士顿人必须得跟上一位26岁的孟买孩子，而这种竞争压力将持续增加。"今后，如果企业所在地允许促智药物的生产和使用，该企业就有了地理优势。然而，以这种方式获得的生产力是一种高效的文化：呆板、乏味和冷漠。这种现象不太可能会改变，任何以这种方式前进、没有时间休息的人会迅速走进死胡同。

第8站　Siri同款：从语音识别到思想读取

当今，我们还在使用这样过时的媒介彼此沟通，这难道不令人惊讶吗？这种媒介就是人类的语言，它几千年来几乎没有变化，仍然按照相同的规则在运作。

人类的语言起源于约5万年前，没有人能确切知道，祖先在当时是如何说话的。但其中的原理和现在是一样的：某些声音代表某些特定的意义。一旦其他人了解到特定声音代表着的特殊意义，那无论是坐在洞穴里还是穿着西装坐在会议室里，都可以理解彼此。

世界上有几千种不同的语言，但是所有人都以相同的方式在学习语言。我们只有通过与其他人互动，才能成功掌握语言。婴儿从出生开始就会观察照顾他们的人，并逐步了解周围事物的意义。婴儿还不会用语言去表达这些事物，但他们懂得的却越来越多。这时，父母几乎只需说出他们正在做的事情以及正在研究的东西，并加以解释，婴儿就可以明白。

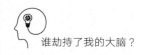

在某个时候，孩子们会开始说话，他们最先表达的通常是生活中最重要的，一般情况下是"妈妈"或"爸爸"，但某些生活情境也可能对其产生影响。我侄女会说的第一句话就是"堵车"，拥堵的交通影响了她的第一句话。

人类通过语言进行沟通。人类只有交流，才能分享知识。语言、手工技艺和获取知识一直与人类的进化密切相关。由于语言，人类产生了网络效应。在可以分享知识的地方，知识就会成倍增加而不会被消耗掉，而人的认知也会随之改变。

在人类历史上，可能有一些天才、隐士能够产生伟大的思考。但人类通过分享知识和改变认知，并加以讨论，才能获得大量的知识。如果世界上只有一个人拥有电话，他只会感到无聊。因为他跟自己讲了这么多，讲的只是自己的事情。但是，如果一个人与另一个人说话，那么两个人的大脑就虚拟地联系了起来。这样的话，知识将呈指数增长。在每一次的谈话中，都会出现不同的见解，因为人在分享知识时，认知会发生变化，知识因而得到增长和丰富。因此，语言是人类社会进步和知识增长的动力。

然而语言却是一种古老的媒介。假如有一天，外星人真的登陆我们的星球，他们可能在几千年前就已经访问过我们了，他们会认为：人类，你们真的进化得很慢。你们仍在使用相同的媒介来交流，你们在发展过程中一直保持不变。几千年前，一个人要对另一个人说"石头"，今天仍然如此。

　　外星人的这个观点，也许并不完全公平，却是一个有趣的想法。会说话的人一般具有象征性思想，他知道"Stein"（石头）这个词并不是由石头构成的，而是一定程度上任意形成的精确的字母序列，而这样的字母序列正好精确地描述了"石头"。那么，如何将这一系列的字母转换为语言呢？我们在出生几个月后就开始学习语言，无论是在家还是在学校，我们总能接触到语言。也就是说，我们总能与他人交流。自从人类讲话以来，就是如此。即使这样，我们的相互理解也存在一些障碍。不仅仅是因为我们必须通过学习外语来与世界其他地方的人交流，即使人们讲的是同一种语言，偶尔仍会有误解。而误解不是例外，而是常规。

　　在所指与能指之间总是存在差距，这个差距只能通过经验和解释来填补。如果对方说"石头"，我希望他指的与我在这一概念下想到的一样。他想到的那块石头看起来是怎样的，无论是具体的还是抽象的，我都可以从语境中推断出来。但即便如此，我也无法完全肯定。社会学家尼克拉斯·卢曼在一个更全面的抽象层面上提出了一个理论。在社会系统理论中，每次的沟通都包含如下的选择过程：信息的产生、传递和理解，每一步都有可能出问题。因此，卢曼说："虽然我们每天都会体验、实践语言，没有语言就无法生活下去，但沟通是一件难以想象的事情。"

　　自古以来，人类一直致力于增进理解和减少误解。当然

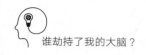

也有人探索另一种可能性，但这不意味着我们会脱离目标。通信媒体，如电报、传真和电话，促使人类的信息和知识迅速增加；互联网让世界各地的人连在一起，加速了网络效应，创建了人类沟通的新平台；语音识别和翻译软件可以使我们克服语言边界。但我们的出发点始终保持不变，我们必须为我们的思想找到一种形式。如果我们可以使用符号表达我们的思想，这难道不会更简单、更好吗？

也许会吧。也许未来另一个宇宙的外星人来到地球拜访我们时，会觉得我们看起来很奇怪，因为他们早已超越了通过符号来增进理解的阶段，而是借用大脑网络这种最先进的技术来进行交流。如果我们也能够做到这件事，会发生什么呢？如果我们不必用语言符号（比如"石头"），而是用一种技术设备，例如智能手机，发送一个符号，另一个人接收数据，然后解码，最后识别出这个符号——"石头！"

在人类进化过程中，我们的大脑已经开发出一种算法，这种算法能压缩数据密集型的思想，使思想能够通过语言、文字和技术的辅助进行传播。困难是信息会因此丢失，这有点像压缩文件，虽然你依然可以看到图片，但清晰度和色泽度都不如从前了。如果我们能够确保这些编码、解码、压缩和传播过程几乎无损，这将极大地推动人类的认知能力。

从推动发展到黑客攻击：操纵业务

"黑客"这个词源于英语hacker，hack意为"劈砍"。这个词已经在全球计算机领域内盛行，意味着入侵、操纵，并改变计算机系统。黑客通常是非常聪明的、有创造力和独创性的人，他们试图通过软件的变更来实现不可能的事情。关键的问题是：他们这样做的目的是什么？一个好的黑客（白帽黑客）会使用这些知识来提醒组织注意安全漏洞，以避免更大的损失。有一小部分不怀好意的黑客（黑帽黑客）使用已发现的漏洞使软件瘫痪，造成全球性损失或敲诈被"黑"的组织。灰帽黑客则在灰色地带玩弄规则。

人与计算机、大脑与软件之间的联系越多，就越有干预并入侵的可能性。想象一下，如果未来脑机接口可以调节大脑的活动，那么我们就会很快想到这样的问题：如何保护自己免受不必要的攻击以及我们的思想如何免受入侵者的操纵？

我们回想一下，当"大脑黑客"这个词出现时，它最初指的是另外一种操控思想的方式。它用于描述通过各种心理技巧，影响人们的日常决策、购物和交际。这个词曾经带有褒义地被描述为"推动"，旨在推动他人去做或者放弃某事，但黑客在大脑方面却有了粗暴的形式。例如，谷歌前产品经理特里斯坦·哈里斯发现我们的思想和心灵正在受到控制。科技行业的"恶人"就是智能手机，它让我们都成了"瘾君

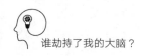

子"。哈里斯指责，科技行业正竭尽全力让我们尽可能多地把时间花在看屏幕上。

其背后隐藏着经济学逻辑。许多网站都是通过广告盈利的，因此各大网站就有这样的说法：关注即金钱。用户使用手机的次数越多、时间越长，公司的收入就越高。为了确保这一点，就有了一些小伎俩。尽管用户没有搜索任何内容，但只要在YouTube上观看视频，都会在视频的最后紧接着播放下一个视频。流媒体供应商Netflix也使用自动播放功能，一集电视剧播放完后，几秒内就会接着播放另一集。人们可以轻松地连续观看4~6集，在屏幕前看半个晚上，这叫"疯狂追剧"。通过这样的小伎俩，这些公司引诱我们进入临时性依赖的状态。哈里斯说："一些世界上最聪明的人正在努力破坏我们的自觉性。"用心理上的手段可以很好地实现这一点，当然还有更多的手段。

语音识别：一开始就是这个词

科技行业早已不再只专注于推动，计算机与大脑之间的连接方式会产生新的、更好的可能性，可以让我们变得更好或者不那么好，就像黑客一样。

举个老套的例子：一种常见的交际形式，曾经被称为"文字处理"。谁会真正写在台式计算机上？越来越多的人使用笔记本电脑或智能手机，这样无论在哪里，都能完成工作。用手机输入长长的邮件，令我烦躁。这非常耗神，容易出错，而且需要长时间手握手机。所以，我开始使用Siri语音识别软件。这经常会出现很多非常有趣的错误，例如，Siri会把德语中的"these"（论点）写成"käse"（奶酪），或者把"hawaii"（夏威夷）写成"hauerei"（打架）。这会改变意思，但比纯手工打字要快得多，手机最终成为连接我的思想和外界之间的接口。

　　所有的大型科技公司都在计划研究语音助理，或者计划将其推向市场——亚马逊的Alexa、谷歌的Home、微软的Cortana和苹果的Siri。系统随时准备在自己的房间里接收语言指示——"Alexa，帮我打一辆车！"系统可能发展得很慢，但肯定是我们社会环境的一部分，如今越来越多的孩子在与人工智能"伙伴"的对话中成长。有时，智能扬声器的音调会变化得非常明显——"Alexa！！！"长期观察用户如何与他的语音助理交谈，就可以了解人类的占有欲，一切都像现实生活一样。

　　设备始终在聆听，它们将听到的内容处理成数据集合，科技就这样更好地了解了人类。亚马逊的Alexa使用尖锐的K或X声调来响应所有可能的单词。一家美国当地电视台的新闻播报员报道了德克萨斯州6岁的布鲁克如何使用Alexa意外地订了一个玩偶之家。报道中引用了这个女孩所说的话——"Alexa，给我一个玩偶之家"，这导致全国各地出现了大规模

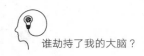
的玩偶之家订单，因为客厅电视机前的Alexa把这句话理解为要求。如果用户没有询问，Alexa却经常介入，那就会很烦人。因此，人们发展出一些新的暗语，以确保Alexa不做反应。亚马逊和微软甚至对设备进行了编程，以便Alexa和Cortana能够相互交谈。这就是技术的进步：人工智能机器相互讨论生活的时候，我们就坐在身旁。

从大脑到云端

"说"是一种新型的书写方式。因此，大脑作为思想的起源地，与计算机联系的距离更近了，但这只是一个过渡阶段。几个月前，我尝试了未来的书写方式。按照计划，我写了"接口"这个词。我为此花了几分钟，不是因为这个词太难了，或者是我太愚蠢，而是关于如何写的问题。

我坐在图宾根大学的一个神经科学研究实验室里，头戴电极，全神贯注地盯着一个屏幕，屏幕上的一个字母正在转圈。每当我专注于我想写的字母时，这个字母就奇迹般地出现在第二个屏幕上。软件熟悉大脑及其神经脉冲需要一定的训练阶段，写作过程虽很缓慢，但这行得通。实际上，我仅凭借思想的力量就成功地写了"接口"这个词。

实验还表明，注意力和思想是多么脆弱，通过头部电极测量脑电波是多么容易被迷惑和篡改。在第二次尝试时，我想通过思考在屏幕上写"信任"这个词。我只想到"信"，这时实验室的门打开了，一个男人伸进脑袋，说了句"哦，抱歉"就离开了。但我很长的时间都不能再继续实验。专心就像一只害羞的鸟，当受到意外的外来刺激时，它立即跳跃并飞走。顺便说一句，在实验期间，我的脑电波记录就证明了这一点。甚至鸟儿在实验室窗外叽叽喳喳也影响了记录，让我感受到地震般的颤抖。人们可以通过思考来隐喻这两次尝试间的联系："接口"技术虽已可以运行，但是因为大脑和计算机之间的联系仍然处于非常不稳定的状态，所以我们还不能太过相信这一技术。事实上，到技术运行良好，仍需要一段时间。

有些人认为，技术发展会非常快，脸书创始人兼首席执行官马克·扎克伯格也持有这样的观点。脸书分析用户发布的推文，并使用人工智能来识别用户是否存在自杀倾向。这只是直接语言分析的一个前期阶段。"我们正在开发一个系统，让人们通过大脑思维打字，这比手机打字速度快4倍。"扎克伯格于2017年4月宣布。脸书公司在"F8开发者大会"上介绍了"无声语音"软件，一个超过60人的团队正在全力研发这个项目，这个项目能帮助人们用大脑每分钟输入100个单词。对于像我这样的人，大脑写作的记录是每分钟8个单词，这是一次尝试，但这绝对是不切合实际的数值。人们必须知道，只有大脑植入芯片的人才可能有这样的记录。也

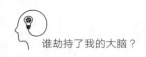

就是说，在手术中将探头插入大脑，信号识别会比连接在头部的电极工作得更好、更精确。

脸书公司非常清楚，大多数人都不想动手术开颅插入芯片，这就是为什么该公司正在开发一种免插入设备。这种设备可以提高写作速度，并会在2年左右的时间投入批量生产。该公司在第一次演讲中主动指出，该技术的目的不是窃听别人的思想。当时的首席开发人员瑞金娜·杜根说，"这不是随意破译想法"，该技术只破解用户"已经决定分享的想法，并将想法发送至大脑的语言中心"。

私人和公共思想之间的区别非常微妙和可疑，这种区别会告诉我们将来哪里可能会有危险。是否真的可以准确地说出何时向公众透漏想法？基础神经刺激是否能很快被传递到大脑中？当已经开始说话，但出于其他考虑又不想说时，大脑是否会停止正在运行的神经元刺激？

编码思想，将其转换为书面文本，虽然目前似乎存在问题，但如果成功，将使编辑信息更容易。不过，我们与外界的交流将更难以监控。我们都知道，我们有时会快速在手机输入一则带着愤怒情绪的信息，并在激动的情绪下发送出去。在这个过程中，有时我们想喊"停止"。如果这些想法直接从大脑发送到设备，而不必经过任何其他步骤，我们得想出一条新的免责声明——"此信息是直接从我的大脑发送的，我为出现的错误、思想短路和冒犯的内容道歉"。用于更快书写的脑机接口只是目前世界各地众多的研究之一，其目的是更高效地运用大脑，从而提升人类的效率，简化生活。但这项技术肯定主要还是为了挣钱。在硅谷，观察员已经在解读"脑科技泡沫"的早期迹象，神经科学研究已经稳步进行了 50 年。一个明显的迹象是：注册专利的数量迅速增加。2010 年，美国有 800 项相关专利，2014 年已经超过 1600 个。

谁率先控制神经系统，并提供适合大众市场的技术，实现思想读取或者脑对脑的交流，谁就会成功。这会形成激烈的竞争。美国乔治城大学的神经伦理学家詹姆斯·乔达诺说，不管是好是坏，大脑将是"未来的战场"。

谨慎的神经科学先驱完全不确定这样的研发是好还是坏，大多数技术产业的代表认为创新精神、技术和足够资本的结合是进步的标志，研究大脑也是如此。这不只为医疗问题找到了解决方案，也让人类变得更好。因此，一些初创公司早已专注于人类大脑。虽然他们能否实现目标尚未可知，但他们似乎已决心要实现这一目标了。

第9站　致力于研究入侵大脑

以布莱恩·约翰逊为例，他向初创公司Kernel投资1亿美元（前面提到他因Paypal以及eBay的数字支付系统Braintree得到了8亿美元），用于研发大脑植入物，旨在减轻记忆障碍和阿尔茨海默或中风等疾病的后果。在Kernel公司的网站上我看到这样一句话："在过去的一个世纪里，我们大大扩展了人类的概念……为了进一步探索人类的极限，我们需要新一代的技术，从而使我们读写最强有力的工具——人脑得到新的发展。"Kernel公司将继续致力于研发技术来对抗神经系统疾病，但远远不止这些。今后这些技术也需要实现其他功能，如增强认知。

硅谷企业家玛丽·卢·杰普森的创业企业Openwater成立于2016年，她希望开发出类似于磁共振成像的技术。在操作过程中，她的设备看上去就像头带或帽子。该技术也会投入医疗，甚至可能有更多用处。杰普森说："我们致力于读心术。"

通过思考来沟通，大脑与大脑之间可以无线交流，这也是杰普森对未来无线网络的设想。她认为，这一切都基于物理和数学原理的运作。如果如她所愿，那3年后有望实现。

目前有将近30家公司致力于用神经技术征服大脑，它们中很少纯粹致力于医学应用，如神经修复、脑损伤修复、中风或疼痛治疗。它们希望研发大脑应用软件和脑机接口等新技术，通过神经刺激、神经调节来增强人类思想。大多数公司是在2008年以后成立的。对于创业家来说，神经技术是新的征服领域。该领域研究地多数在美国西海岸，除了几家位于加拿大、英国和瑞士的公司外，企业的神经革命正在美国爆发。美国不少资金都流入神经技术领域。因此，思想的革新也可能成为争夺区域主导地位的新战场，从而夺得神经资本主义的经济和文化优势。

公共资金支持的大型研究中有两个项目成了头条新闻，这两个项目所在地分别是美国和欧洲。2013年4月2日，当时的美国总统奥巴马在关于国家形势的讲话中宣布，在"人脑研究倡议"框架下，美国将长期致力于绘制人脑动态图谱，以便详细了解其运作原理，防治阿尔茨海默和帕金森等疾病。奥巴马承诺投入1亿美元启动资金，但这对一项长期研究战略来说是很少的。该战略为期10年，每年至少需要3亿~5亿美元。

同年，欧盟委员会正式启动了"人类大脑计划"旗舰项目，这是"人脑研究倡议"的竞争项目。"人类大脑计划"得

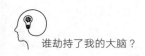
到了超过10亿欧元的资金支持。"人脑研究倡议"由很多不同研究项目组合而成，"人类大脑计划"则是由洛桑联邦理工学院的神经科学家亨利·马克拉姆推出的一个项目。马克拉姆想在计算机上模拟人脑，他希望能用欧盟的资金来研究人脑。

马克拉姆的方法更多用于大数据和计算机建模，这很快遭到了大规模的批评。苏黎世大学的神经生物学家马丁·施瓦布说："想要绘制大脑地图或模拟大脑，却没有事先了解大脑有哪些区域，它们有哪些功能，这样的做法一开始就是错的。"超过800名神经科学家签署了反对项目导向和项目管理的抗议信，1年后，这个项目失败了。2015年的春天，项目负责人亨利·马克拉姆及其两位同事被撤职，该项目得以重新制定。

研究大脑就像大脑本身一样复杂。当有一大笔资金出现的时候，淘金者之间的竞争就变得更加激烈。研究也是具有政治性的，因为它始终涉及"谁在何时确定研发方向，并迫使他人采取行动"。但是，大脑作为自我改善和市场倡议的新区域，所有进一步了解大脑的实验最终只有两个目的——读取大脑，写入大脑。这是一场即将在我们大脑中发生的全面的交流革命，我们应确定如何与自己、他人、周边的计算机以及我们生活中网络互连的事物沟通。在万物皆可能实现互连的世界里，我们如何将自己的大脑重新视为世界的连接点？这场革命不仅挑战了我们的思想，也挑战了我们的生理和心理基础。

植入大脑芯片

神经技术通过改革慢慢得以实现，但是迄今为止，它在硬件（机器）到软件（人的身体或者更确切地说是人脑）的过渡中停滞了。但在医学上是个例外，脑起搏器和侵入性神经刺激的运用已经很广泛了。除了医学用途外，身体和大脑仍然是长期研发的器械所不可触碰的区域。2016 年年末，一份具有代表性的针对美国成年人的问卷调查清楚地指出，在植入技术这方面还存在着哪些问题。很多人对能从基因控制中减少患病的风险的做法持怀疑态度，毕竟有一半的受访者会为自己和孩子的未来考虑这个问题；多于 60% 的受访者反对用人造血液去改善身体的免疫力；2/3 的受访者难以想象在大脑中植入脑部芯片能改善认知能力。

这是一个清晰的调查，但是对未来没有太多的意义。这里有两个例子告诉我们，现实是如何超越自我评估的。早在 1943 年，当时的 IBM 董事长托马斯·沃森就告诉人们："我想，5 台计算机足以满足整个世界市场。"苹果公司的创办人史蒂夫·乔布斯也曾提到，第一台苹果手机推出后，市场需求量会很大。微软公司的老板史蒂夫·鲍尔默在电视采访上大笑："什么？500 美元买一台手机？这并不适用于商人，因为手机没有键盘。"每当涉及一项新型科技革命带来的改变时，人们就很困惑。第一个报告了神经科技应用和市场发展的人是阿

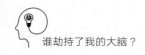

尔瓦罗·费尔南德斯，他说："我们清楚地从研究中分析出，这些技术在医学和其他方面都能达到一个标准水平。"

　　尽管如此，大脑植入技术仍然很复杂。在大脑中植入芯片不仅危害健康，还危及神经细胞，而且每一个人都认为这是隐私。信教的人则认为这项技术会超越现有的极限，开颅手术遭到了2/3的信教者和1/3的非信教者反对。前面的民意调查还展示了一些有趣的事情：大约一半的受访者会考虑这项移植技术，如果它能提高认知效率，对其他方面也有帮助。但这项技术的赞成率减少到了30%，原因在于人们反对用植入技术提升自我。人们生活在自己的舒适圈里，不想走出去。如果容许药物损害自己的判断能力，这就意味着他们会失控，因为大脑不再能够帮助他们去评估自己是否安全，但做了这个选择就需要承担风险。

　　内尔·哈维森属于没有被吓退的人。哈维森患有色盲症，他的世界看起来只有黑与白，但他能"听"到各种颜色。事情是这样的：2014年，哈维森让人在颅骨内植入一根天线，在天线的前面有一个微型摄像头，也叫电子眼，借助这个电子眼他能用听觉识别360种不同的颜色，正如一个健康的人所能看到的那么多。这个电子眼记下不同颜色的频率，并把这些频率转化成不同的声音，这些声音是通过天线直接转化成后脑的震动所产生的。"这个叫Eyeborg的电子眼通过摄像头探测到不同颜色的频率，并将这些频率传到他后脑的一个芯片里，这个芯片通过骨头以频率传导声音。"因为这个技术设备，哈维森成了半机械人，他能够和其他人一样有感官上的体验。对他来说，声音有了颜色。

2017年，在圣加仑大学的一次登台演讲上哈维森提到，电子眼就是他和外界交流的媒介，这个电子眼装有蓝牙和Wi-Fi，无论谁都可以往他的脑袋里传送照片，然后发出声音。哈维森说道："这在生活上给我带来了一种新的感官体验，人们也不能把它关上。"

我们应该一步步地学习和半机械人相处。哈维森与英国政府抗争，因为英国政府要求哈维森在护照照片上摘下电子眼。他争辩道："这不是科技设备，这是我身体的一部分。"英国政府破例妥协了，这是第一次在法律上承认了科技和人融合成一个整体的合法性，这也使内尔·哈维森成为世界上第一个受到政府肯定的电子人。

切开自己的大脑：一个科学家疯狂的故事

另一个人也可以用"受到政府肯定的电子人"这个标题来描述，被称为"半机器人之父"的神经科学家菲尔·肯尼迪早在多年前就开始研究人体和计算机的联系。20世纪80年代末，在乔治亚理工学院的实验室，他坚持不懈地研究大脑植入技术，对患有闭锁综合征、下肢完全麻痹、身体不能自主活

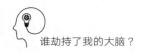

动的人进行实验。肯尼迪在病人脑中插入一根探针，用它来记录神经信号，并传送到脑外的金属线，这就能够使人脑与计算机建立联系，计算机进而把这些信号翻译成一些相似的语言。

这个实验的结果当然是失败的，原因在于人类大脑有其特性。大脑中灰白色的区域是很脆弱的，所有植入大脑中的东西都不能够太坚硬，而且要能不断运动。肯尼迪观察接受实验的猴子，被移植的电极信号在它们大脑里面从来都不准确，但最主要的是电极能够不间断地传递神经细胞间的信号，像核桃仁在果冻中那样在猴子脑中游离着。"这项技术还不成熟"，肯尼迪继续为之努力。

肯尼迪研制了一个电极，其由细微的玻璃尖端和两条毫米大小的金属电线组成。这个想法是很独特的。当把电极移植到大脑里面时，神经细胞就会与玻璃尖端结合，当然这只是想法。在有外来异物的环境下，神经细胞上的突触应该能长进玻璃尖端里，并在细胞组织的位置上固定住并持久地定位。这在老鼠身上第一次的尝试是成功的。1996年，肯尼迪获得食品药品监督管理局的批准，允许其将电极放在病人身上测试。马乔丽是第一个接受肯尼迪植入电极手术的人，这一次的尝试使肯尼迪的电极在马乔丽和计算机之间建立了联系。但在训练电极和计算机之间的交流前，这个病人死于肺炎和肾功能衰竭。

尽管如此，研究机构还是很关注肯尼迪。肯尼迪获得了百万美元以作为研究脑机接口技术的基金，但事实上这项技术是难以成功的。约翰尼·雷也是闭锁综合征患者，他在接受肯尼迪电极植入手术后，能通过意念控制计算机上的光标和用简短容易的词语进行交流。这是脑机接口技术在全球范围内取得的第一次重大突破。1999年1月17号，《华盛顿邮报》称：肯尼迪将成为下一个亚历山大·格拉汉姆·贝尔[1]和约翰·菲利普·雷斯[2]。1860年，比贝尔早16年，雷斯就用一个小提琴盒、一个啤酒桶和一块香肠皮制作了电话。这个电话是能运作的，但是还不够好。直到贝尔的出现，才把世界的交流方式彻底改变了。

肯尼迪不会成为下一个贝尔，他传承了雷斯的精神，但他对工作的怀疑超过了对技术成功的渴望。不久之后，他的研究基金的来源被切断了，FDA也撤销了对他继续测试植入技术的许可。接下来的几年，肯尼迪专注于建立他的"神经信号"（Neural Signals）公司，目的是继续推进研究。但是因为没有钱，也没有继续在人身上实验的机会，他成功的可能性微乎其微。

距离第三个人接受手术过去10年了，那是一个16岁患脑溢血的年轻人，他自愿接受植入电极的手术，这对于一项10

1　一般认为贝尔是现代电话的发明者。——编注

2　不少德国人认为约翰·菲利普·雷斯才是现代电话的发明者。——编注

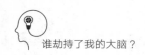
年没有任何进展的研究来说太重要了。肯尼迪认为时间过去太久了，因此他做了一个决定。2014年6月，肯尼迪飞往伯利兹，他去了乔尔·塞万提斯的诊所。经历了这么多年神经科学的不断发展以及其他学科的重大突破，肯尼迪相信"脑机接口"技术是可行的。要想取得成功，就要将这项技术在健康的人身上测试，这个人就是他自己。

肯尼迪支付25000美元给塞万提斯，让这个医生在他的大脑上动手术，把电极植入大脑中。为什么要在伯利兹做这个手术呢？因为在美国他没有找到神经外科专业诊所愿意为他做这样的手术，他们觉得这样违背了医疗准则。但在伯利兹显然不同，这家被他选择的诊所与其说是专业诊所，倒不如说是专门提供鼻子整形和腹部紧缩术的诊所。但这并不妨碍肯尼迪的计划。

这项手术将一个小型的玻璃尖端插入肯尼迪的大脑中，手术持续了将近12个小时，表面上看起来一切顺利。当肯尼迪最终从麻醉中苏醒过来的时候，塞万提斯站在他前面，把眼镜递给了肯尼迪，问道："这是什么？"那一刻，房间很安静，并持续了很长一段时间。肯尼迪转动眼珠，他盯着天花板努力地回忆，好像用尽了全身的力气去让大脑运转起来。但这并没有用，他最终只能从嘴里发出模糊不清的声音。为他大脑动手术的塞万提斯医生认为他似乎失去了智力，但这应该是短暂的，医生心想：天啊，要是我没有做这个手术就好了。

在做完手术的日子里，困难仍然存在着：手术期间血压的问题导致了大脑肿大。肯尼迪只能说出单个词，不能流利地说话，这些单词间的联系好像在哪个地方缺失了，又好像在大脑调整中被卡住了。在康复的日子里肯尼迪必须重新学习说话。回顾这段日子，他说他一点都不害怕，他发明和研究这项技术，他知道会发生什么。

数月后，肯尼迪康复了，并能重新说话，他又回到伯利兹进行了第二次手术。经过他的允许，这一次医生在他脑中插入电线，读取他的神经信号并在计算机上制作出来。这一次没有发生任何问题。肯尼迪再次回家，开始一个人在实验室里读取自己的神经信号，并记录下植入技术的功能。

他开始在不同的学术会议上展出他的学术成果，得到了两种不同的回应：对于他利用自己的大脑来推动脑机接口的发展，一些人佩服他的勇气和决心，另外一些人则认为他太疯狂了。无论如何，肯尼迪已有所成就，他基本上可以将大脑与计算机连接起来，通过思考进行交流。他在研究所全身心地投入工作，就是为了随时可以把这项技术投入大众市场，可以使人们通过思考就能进行交流。

现在对植入物进行一系列进一步的实验是大有希望的，尽管还存在疑虑。拜尔博默在图宾根大学从事大脑与计算机接口研究，他说："植入的物质总是带有风险的，即使对于需

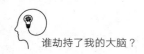

要帮助的病人也是如此。"像其他许多研究团队一样，他致力于改进非入侵式的情况，因此他的团队研发了像泳帽一样的装置。大脑的电波通过电极被记录，再用近红外光谱法来测量血流量。在测试中，4名患渐冻症的病人成功地进行了关于头颅的简短交谈。对于"您快乐吗？"这个问题，4个病人中的3个都回答"是的"。

做脑部手术的门槛是相当高的，并且是有危险的。肯尼迪进行植入手术后，研究人员本来想用他的植入物记录他的脑部活动，以便通过这种长期评估打开通往技术研究的大门。但是幸运没有降临在他的身上，因为伤口并没有愈合得很好，从而引起了更多的问题。在仅仅一个星期之后，肯尼迪大脑中的植入物不得不被取出来，这次他要在佐治亚州的一个诊所进行手术，费用合计94000美元。

大脑交流：寻找未来的语言

对于这些大脑手术的失败，人们会理所当然地想：到底为什么要从事这方面的研究呢？人脑和计算机间的联系在未来可能是怎样的呢？医学论据显而易见：有可能缓解病人的痛苦，控制疾病的症状，通过手术来恢复他们的一些意识，使他们再次运动或交谈。如果可以使用技术设备帮助一些病人，那么每次对科学研究的投入都是值得的。另一个论点指出，医学进步是不利的，人类会对扩展和提高自己能力的地方进行攻击。虽然只有个别情况是这样的，但也是有可能发生的。即使是历史的短暂回顾也表明，很多时候出现了的新常态，是不可想象的。

在20世纪的首个10年里，人们根本不会想到眼睛是可以做手术的，通过植入人造的晶体，患者能够用自己的眼睛清晰地看到事物。当时令人难以想象的还有，一个装置装在人的心脏里，通过电的脉冲会使心肌收缩。还有一个伟大的设想：在人耳后的头骨上铰孔，把人工耳蜗装进去，这样就可以再次听到声音。1949年，第一块人造晶体被植入。20世纪50年代，第一个心脏起搏器被植入，随后人工耳蜗也被植入。如今的人工植入手术都能达到医疗手术标准。

30年前，人们做梦也没有想到，我们在不久之后能经常随身携带一个小电话。第一部具有通信功能的移动电话就像一个巨大的公文包，足足有5公斤重，提着它毫无乐趣可言。大约20年前，移动电话准则就已经制定了。但是，没有人会想到我们只是偶尔打电话，而通常会用它做不同的事情——玩游戏、拍照和制作微电影，我们甚至能在不同的城市进行交流。计算步数、订购食材、汇款，这些我们都能做了。我们处于什么位置，认为什么人或者其他许多别的事情是好的，这所有的一切都只是当今的衡量标准。

在短短的10年间，我们的交流和日常生活所使用的设备

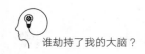

已有了相当大的变化。不仅仅是在技术上，最大的变化是我们彼此互动的方式，我们随时随地都可以通过设备与世界相连。这是有家庭生活、伙伴关系、与朋友打交道、工作的世界。当然，事实是发展的层面变了：一个人能自然地接纳并适应这个世界，找到合适的位置。关于技术扩展和优化的设备仍仅仅在我们的身体之外，这一点不必保持。

哪里有出现进步的可能，那里生活状况的选择就越多，付诸实践的条件也会变得越来越容易。我们得增强决心，重新思考，伊隆·马斯克等人正在研究这个问题。

这位著名的硅谷企业家，不仅建造了电动汽车、火箭和隧道，而且潜心于未来人脑的开发工作。大脑应该变得更好、更快，反应更灵敏。它应该是全世界由人脑和计算机组成的包罗万象的网络中的一部分，计算机与大脑是一个统一的整体，是一切事物（数字的和非语言的）之间延时交流的场所。

2017年7月，马斯克宣布他与长期合作的伙伴建立了一个名叫"神经连接"（Neuralink）的公司。这个名字源于一个项目，该项目是要研发一种植入物，可以利用它将人脑与计算机连接在一起。在医疗研究方面，正如医学研究已成功激活个别神经细胞区域并能解释其信号一样，马斯克将随时有可能实现技术的大规模使用。该公司在一份招聘广告中写道："神经连接（公司）致力于人脑与计算机高效交流的研究，以便它们相互联系。我们组建了一个由专家和策划者组成的多学科团队，献身于这项研究并致力于改变世界。"

乔布斯曾经描述计算机是"我们大脑的自行车"，而马斯克想到的那种大脑植入物可能就像一束激光束，可以通过它来拍摄整个世界。在H2H通信中，一个想法直接从一个大脑传播到另一个大脑。发件人不需要将其转换为语音或者文本，不用说话，也无需在计算机或手机上打字，更不必再通过互联网传输信息。收件人在接收信号时，也不需要浏览或者倾听。

交流会变得更加精确，也会更快。几十年来，神经科学家和信息理论家一直致力于回答关于大脑信息速度的问题。大脑运作是十分复杂的，在信息处理中，大脑有相当特殊的责任。另一方面，几个神经元群参与其中将使得大脑能够并行处理信息。

在对豚鼠进行实验后，宾夕法尼亚大学的研究人员发现，人眼可以以每秒大约一千万字节的速度传输视网膜上的视觉信息，与今天的慢速以太网标准大致相同。但这些都是个别结果，只能说明大脑信息处理的一个非常具体的方面。即使我们现在拥有可以实现巨大计算速度的高性能计算机，那也很难与人脑相媲美。在纯粹的数学信息处理中，计算机远远快于我们。另一方面，即使是最伟大的计算机仍然无法计算和组织日常行为，因为大脑每天在几分之一秒内与身体连接数百万次。

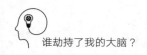

大脑运行得十分快。只有当人类文化技术发挥作用时，它才会变得缓慢——手写或打字的速度可能是每秒一个字母。当我们在阅读和倾听时，在看和闻时，比计算机快多了。但总的来说，这极大地减缓了沟通过程，我们必须将思想转化为符号。

支持、智能、结合：未来的愿景与问题

马斯克预测，在2050年左右，情况会大有不同。"借助脑机接口，两人就可以进行直接的非压缩的对话。"这真是疯狂又鼓舞人心啊。这样一来，交流不仅更快，而且不易出错。例如，谷歌给我们提供的"自动完成"功能会帮助我们开启正确的搜索。当我们开始思考一个问题时，大脑网络就会从全球所有关联的大脑数据云中得出正确的答案。

也许，在任何可以想象到的应用程序里都会有"大脑超人"。我们无需询问或者主动搜索，该功能就可以为我们提供会叽叽喳喳叫的鸟、会画画的艺术家，甚至将信息从德语翻译为其他语言。大脑会不断更新以提供完美的服务，不需要动手指或者思考，信息始终是最新的，而且随即可用。这将是一种自我优化的形式，这种形式超越了我们的认知。

它还使享受和责任之间建立起更和谐的关系。比如，我们可以通过大脑植入物来激活神经细胞，使其每天早上7点刺激运动皮层。这样，我们在这个时间段更容易起床去运动。

因为积极运动的大脑细胞被激活了，健康生活和自身惰性之间的矛盾得到了消除。因此，符合社会标准的美好生活将更容易实现。神经科学家莫兰·瑟夫进一步思索这个原理。他认为随着大脑互联，人类将进入摆脱感官的时代。身体和神经刺激不再是密不可分的，我们能以非常健康、可行的方式完成生存所需的一切，又可以尽情地在美丽舒适的世界中享受感官刺激。

例如，我不必花很长的时间去想，到底是吃一份西兰花更健康，还是吃一份巧克力松饼感觉更好。出于味道，我往往会选择巧克力松饼。配料会刺激大脑发出信号，简单来说就是释放"美味"的信息。不一定是松饼的配料让我感到美味，而是与之相关的神经体验。不需要摄入任何卡路里，仅需刺激大脑，就可以产生这些松饼能达成的刺激体验。我可能嘴里吃着西兰花，但是感官上在享受巧克力松饼。不难想象，这种可能性会隐藏自我优化的弊端。我们可以在不损害健康的情况下，改变我们的感官。我们甚至不必像罗马人那样在节日中狂欢，也能够感受到那种气氛。

计算机的工作也会发生变化。一位建筑师考虑新建筑的蓝图，当他还处于构思阶段时，就可以在计算机屏幕上看到大脑所构想的设计蓝图。批判者会在这一点上反驳，如果这种方案在未来真的能够发挥作用，就不再需要任何计算机硬件了。这种说法在某种程度上是正确的。如果这个建筑师所

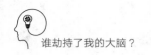

在的团队也配备并连接到作为交流接口的大脑植入物，那么他们可以在没有屏幕的情况下"看到"老板的想法。

说实话，有时我需要在计算机上调出写作所需的20个不同页面，而且要了解概要，这让我感到心有余而力不足。但如果这一切都发生在我的大脑里，那将令我疲惫。

不管屏幕有还是没有，建筑师团队的工作方式都可能与现在大不相同。老板不会独自设想新建筑的设计，而是要在团队合作下制定出来，难以想象如何实现这样的愿景。但是，一想到从理论上说，可以在完全不同的层面上共同思考，甚至不需要把任何想法转化为语言或文字，这听起来就像另一种形式的头脑风暴。那么，因为思想可以在更大的整体中直接呈现，我们就真的可以放弃思想的象征符号吗？或者，在大脑的这种创造性活动中，是否也需要隐性的代表，这样，与大脑相连的云数据处理才能就团队所设计的建筑视觉模型达成一致？如何调节不同大脑之间的冲突？平板屋顶与双坡屋顶在联合设计的思想之战中，哪个会获胜？

我们目前的生活中有模拟对话，要回应一个新的想法还需要一点时间。这是件好事。时间使思想迭代成为可能，为改变各自的立场创造了空间。因此，我们能从完全不同的立场中提取一些共同的东西。互联大脑几乎没有时间用来讨论，所有的事情都发生得很快，包括论点、反驳论点和合成论点。然后，大脑群可能会呈现出活力，这种活力综合少数人的观点或路径精度，以获得共同的结果。在通信社会学中，这种现象被称为群体思想。如果一个群体太渴望和谐或相容性，那么它就会做出非理性或有问题的选择。除了和谐和相容性外，一组互联大脑在迅速决策过程中缺乏权衡，也可能导致垄断或令人惊讶的立场的消失。随着时间的推移，建筑师们的设计会变得越来越相似。

这些问题还不必现在就解决。因为这一愿景成为现实之前，我们还有很长的路要走，这条路上有斜坡和障碍等待着那些想要继续前进的人。为了让更多的人相信大脑植入物可以让人朝着更好、更轻松、更高效的生活迈进，医学必须取得巨大进步，否则很少有人愿意承担手术风险。马斯克以眼部激光手术举例，放置大脑植入物的机器应该像准分子激光手术那样工作。在过去的几年里，数百万人通过准分子激光手术来治疗他们的近视。一开始，这种方法遭到很大的怀疑，现如今手术更规范，而且随着时间的推移，手术方法也有了很大的改进。同样，如果没有技术规范大脑手术，大脑手术就无法进入大众市场，大脑交流技术未来就不会有任何进展。

然而，成败在于细节。从医学研究的角度，我们知道植入物和大脑不一定能共处，缺乏生物兼容性可能会成为一个大问题。植入是一回事，确保大脑接受异物并共同正常运作是另一回事。我们得保持植入物的位置，这是困难的。如果病人不需要定期重复手术，植入物就得持久可靠。但是大脑

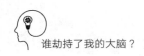

是湿性环境，这通常不适合电极的保存。因此，许多实验都在与这些矛盾做斗争。有时候，植入物会受到腐蚀。想象一下，大脑里有一个生锈的接口，这并不那么美好。

最新的材料研究已经提供了替代方案，导电聚合物、硅纳米导线以及类似物的研发可以解决这一问题。这些技术可以让植入物越来越小，纳米探针就比芯片小。此外，这种植入物得能够读出和刺激大脑的不同区域，实际上是为了读取和接收思想。这就是神经连接所提到的"神经尘埃"的想法，它是由数千个极小的硅片组成的，在大脑的任何地方都能读出神经信号。我们在X光片上看大脑，就像有人用猎枪射中了我们的头。或者，对于平和一些的人来说，它就像一个有很多细小牙签的刺猬形奶酪。

分散激活不同区域的神经细胞以及集中信号将是神经技术研究的主要目标之一，这从技术方面看是可以实现的。只有在实现目标的情况下，两人之间或两个大脑之间理智的对话才能由信号组成。

另一个主要问题是数据传输。许多医学实验仍在使用电缆，病人体内的植入物通过电缆与连接的计算机进行通信。未来肯定不会是这样的。想象一下，只有少数几个人试图在街上或办公室与他们的计算机互相协调，这些计算机与他们大脑中突出的线相连接，其后果就是电缆混乱、思想错乱。他们必须不断地问自己："我现在用的是哪个设备？"或者他们会被困在连接大脑的各种电缆中，像网中的鱼一样在网络中乱撞。

因此，广泛适用的脑植入概念只能借助无线技术得以实现。这不仅仅意味着放弃电缆。我会通过蓝牙将我的大脑植入物与其他思想联系在一起吗？我是要登录无线局域网，还是通过更快的移动网络把我的思想发送至大脑网络或云端？在德国，我必须放弃乘坐铁路，因为如果我不这样做，我会不会在一处无信号区与思想脱轨？

尽管对技术进步的热情很高，但我们不太可能在不久的将来就能够使用宽带以非压缩的形式传输和存储所有大脑的信号。就像我们的电话一样，我们会习惯于一切都在加速运行，我们也希望不用讲话的即时通信技术能发挥作用，但网络的带宽和效率将是这项技术的瓶颈。如果没有足够的带宽，大脑通信就会变成一次艰难、痛苦且危险的体验。试想一个朋友把我视为窃贼，我会发出思想警示"是我，米莉亚姆"！但由于传输问题，在我的信息到达他的大脑之前，他就把我打倒在地了。控制机器和汽车，协调外科医生的手术过程……所有形式的大脑设备交互都必须是可靠的、没有延误和干扰的，否则就会出大乱子，甚至可能危及生命。

大脑植入物需要能量。如果无线植入物在我们的大脑中运转，就不能从外界获取能量，它必须自行生产能量。来自日本、新加坡、美国的不同国家的研究小组致力于研发这些

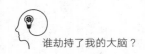

设备的原型。在"脑门项目"（Brain Gate）的框架内，研究人员已开发出一种接收器，其大小与油箱盖相当，安装在头部，这样可以破译植入大脑的电极的信号。这只是一个开端，我非常肯定，毕竟谁想把油箱盖安装在自己的脑袋上到处跑呢？目前来说，植入的脑机接口只能以大约3比特的速度读取数据，而大脑以每小时1亿比特的速度处理神经中枢的信息。因此，我们得先处理大脑数据效率的问题，再说支持或者优化大脑。

这只是漫长研究之路的开端，这个神经元代码在很长一段时间内都无法破解，我们在大脑中寻找信号堪比大海捞针。在大脑可以彼此沟通之前，我们必须学习正确地理解大脑的语言，而这将需要很长的时间。

尽管如此，研究这一领域对于马斯克这样的梦想家来说还是值得的。因为在未来的几十年里，神经科学的进步将快速改变这个世界，紧接着将会出现争夺大脑的新型战争。我们将来的生活是否会依赖大脑植入物，也只是一个公认的最极端的问题。但可以肯定的是，我们未来生活的社会，人类与人工智能的关系必须重新商定。我们已经做好了准备。

身份和自由：
我还能从哪里得知
我是谁？

第三部分

第10站　人类和机器结合，谁会替代谁？

不久前，一场新型冷战正在萌芽。这一场战争不以划分地理界线为目的，而是为了人类的生存和自由。这是一场没有硝烟的斗争，而且这一次，人类统一了战线。

普京在2017年9月1日演讲中说道："人工智能是人类的未来。无论谁是这个领域的翘楚，都将成为世界的统治者。"在普京发表演讲后不久，马斯克针对普京的演讲提出了自己的看法："国际人工智能的竞争是最有可能引发第三次世界大战的原因。"这听起来就像熟悉的战鼓。然而，他最后也讲到，人工智能是否会在某一天占据主导地位，对于美国人和俄罗斯人来说，都无关紧要。超人类主义的思想领袖、瑞典哲学家尼克·博斯特罗姆说："我们的举止就像小孩把玩炸弹一样。"他把这一行为视作"达尔文的基本谬误"，他认为人类应该发明一种比自己更聪明的机器。如果人工智能展示出改革性的力量，毫无疑问会对经济学和地缘政治学产生不乐观的后果，这

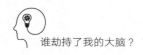

会让我们去更多地研究人工智能会改变什么。

一个非常重要的问题是，人工智能与我们人类的智慧如何协作。人工智能涉及每一个个体，将全球经济与我们人类联系在一起。与此同时，它又频繁地冲击着新技术的研发。乐观主义者深信，计算机、生物、神经工程之间的联系可以让人们摆脱自然生命的限制，让每个人来回答寿命和生命形式的问题，生与死将成为一个个人选择的问题。

如果这三个研究领域之间的联系能够战胜疾病，甚至延缓衰老或死亡，那么人类将会在生物学上超越自我。如果能够将大脑互联，并将其与人类创造的人工智能连接起来，那么人类在精神上也会超越自我。第一位持该论点的代表就是已经提过的未来主义者、谷歌工程总监雷·库兹韦尔。他常常预言计算机可能会像人类一样，"我预言，2029年人工智能和人类智慧将达到同等水平"。

质疑技术奇点和超人类主义的论点只会引起库兹韦尔的同情。库兹韦尔坚信，超级智能会出现，我们将过着目前无法想象的枯燥生活。我们是否还是我们自己，已经不那么令他感兴趣了。另一位激进的美国思想家、数学家维尔诺·温格曾在1993年就毫不掩饰地说："将来，我们可能有创造超人智慧的技术可能性。这之后不久，人类时代就会结束。"这正是其他一些专家所担忧的问题。2014年12月，物理学家霍金在接受英国广播公司（BBC）采访时说的话引起了一些人的注意："当人工智能得到全面发展时，它将意味着人类的终结。"两年后，他不无幽默地补充道："我们真的耗费了大量的时间研究历史。而老实说，人类的过往是愚蠢的。所以，人们如今研究智慧未来，是很好的交替。"

在软件的帮助下，从人类的精神中取得更多的东西没有坏处。问题是：如何提取，而谁又能做到？是人类，还是一位看不见的巫师？除非人类授权，否则机器无法创造自己，然而人们不再那么相信自己了。

法国哲学家保罗·维利里奥认为技术的进步史存在辩证关系："当人们发明轮船时，也发明了船的残骸；当人们发明飞机时，也发明了空难；当人们发明电流时，也发明了电椅。每一项技术都隐藏着消极的一面，同时又能带来进步。"当人们发明人工智能时，也就有了人类被高度智能的机器操控的现象吗？

这很难预测。因为人工智能不像船只、飞机或者电流，它还没有完全被发明出来。也许永远没有一种普遍使用的人工智能，就像人类智能一样，因为100多年来智能一直备受争议。人工智能和人类智能有许多维度。马文·明斯基把人工智能视作"心灵社会"，因为人类有聪明的思想，才能创造出我们所说的人工智能。然后，人工智能也许会随着计算机的发展而创造一个"算法社会"。人工智能的发展经历了不同阶段，但我们不知道发展的目标。

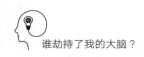

最大的问题是：人工智能有一天会扭转因果关系吗？也就是说，人类的问题可能不再由人类来解决，而是由软件来解决。而软件最大的问题，就是想要剥夺软件自由发展的人。

当代人工智能：迅速、聪明？

到目前为止，我们使用的许多计算机系统都停留在人工智能的初级版本。像沃森（Watson）这样的计算机令人印象深刻。据IBM公司所说，沃森可以在15秒内阅读1亿份产品手册或比较100万个癌症患者的症状。它有着强大的计算能力，但与智能无关。

当涉及新型人工智能时，我们将进入另一个维度。新型人工智能往往以人工神经网络的形式运行，模拟人脑处理复杂的信息。在机器学习中运用完全不同的算法，可以不断提高计算效率，也可以进一步强化学习。例如，现代语音识别系统就使用了这样的算法。人们越频繁地使用这样的系统，系统就会变得越好，因为使用的次数越多，就可以向系统发出更准确的工作指令，这样系统就学会了如何更好地运行。例如自动驾驶汽车使用的图像识别系统，使得"犯错"概率低于千万分之一。某类人工智能应用程序可用于检测计算机病毒或识别汇款中特殊的模式，从而发出提示——这可能是贪污和洗钱。人工智能应用程序可以训练数码助理，如

Alexa、Cortana 或 Google Home，它们可以在没有询问的前提下，按照人类的意愿行事。它们还可以优化经济活动，管理库存以及股票市场上的买卖，从而明显地提高效率、加快运作、降低成本。

这些算法的工作原理与早期的人工智能形式完全不同。人们不再为特定任务编写软件，而是为算法提供大量数据。这些算法通过数据库得到训练，通过实例学到更多的东西。计算机的游戏能力展示了该领域的发展速度。1996年，IBM公司的计算机深蓝（Deep Blue）首次在阿尔法围棋比赛中战胜世界冠军加里·卡斯帕罗夫。这款计算机在当时是一台巨大的机器，研究人员对该机器进行了3个月的数据强化训练。2016年，谷歌旗下的阿尔法狗（AlphGo）在非常复杂的围棋比赛中战胜了世界上顶尖的围棋选手。而现在新版阿尔法狗（AlphGo Zero）已经战胜了前一版本，这一版本没有习得人类棋局的任何数据，经过3天训练后，每一步对弈耗时0.4秒。人工神经网络和高级算法的结合只提供游戏规则，然后，它在深度"强化学习"中自我对弈。

然而，这一切与人类智慧无关。相反，这些系统可以在不理解的情况下学到一些东西，即使不懂这个问题也可以知道答案。例如，我用谷歌翻译将"I have found the love of my life"翻译成德语，它翻译得很棒："lch habe die Liebe meines Lebens gefunden"。系统可以翻译这句话，但它不理解这句话

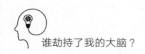

的意义。系统基于不断改善的算法，预测出这些字母组合就是正确的德语翻译。这种算法既不知道这句话的含义，也感受不到这句话的情感。

当今效率最高的人工智能系统缺失高度发达的意识，这也使得人类独一无二。想象一下，如果我们给最先进的人工智能配置外形——一个普通人或电影明星的脸和身体，然后举起一面镜子对它说："这就是你。"这将什么都不会发生。它第一次识别该外形——作为具有独特图案的视觉像素的集合，但它并没有自我意识。如果这个像素图案不是通过镜面反射出来，而是通过平静的水面倒映出来，那么它是否还能识别出来，就没有把握了。但人类可以做到，因为人类总是密切关注着自己。而人工智能根本不可能自恋，至少不是发自内心的自恋。

大脑的工作原理与机器不同。机器通过学习会得出越来越好的结果，但处理信息的人工神经网络的结构却保持不变。与此相反，人的一生中，大脑在不断变化。在我们生命的每一刻，我们都通过信息交流不断学习。每一次与外界的接触都使我们成为不同的人。大脑不断形成新的突触，即神经连接。现有的突触得到重组，不再被需要的突触会消失。正是由于大脑的这种可塑性，我们终身学习，且无法被复制。

在大约860亿个神经细胞元中，只有少数是活跃的，并且活动模式可以随时改变。与计算机相比，大脑更强大、更有效率、更不容易出错。计算机使用数字信息运作，每一条信息都由一系列的0和1组成，即所谓的二进制代码。如果在任何地方发生错误，整个信息系统将更改或变为无效。如果我将单词"Feuer"编程为一系列0和1，将其设为警报电话，而在某一处却出现了错误，比方说u不再编码为u，而是编码成了i。然后，"Feuer"（火）变成"Feier"（庆祝），警报声变成欢呼声，所以失火了却没有消防队出动。这可能对人们不利，但计算机完全不在乎这样的混淆。

在正常身体与环境的接触情况下，我们的大脑会不断地学习。我们通过理解、感觉，反复琢磨词的含义。我们通过"探索"一个新的话题和"环顾"四周环境，给自己定位。为此，在大脑皮层的感觉和运动区域，有一个相当聪明的"程序"，它协调了所有的感官和运动刺激。通过感知与运动的融合，所有周围环境及其变化产生的感知刺激都聚集在一起。如果没有感知与运动的融合，我们就会一直有这样的感觉：世界在我们眼前来回跳跃。是否有可能在外骨骼或机器人上实现机器学习，以便其在世界各地周游，获得空间和运动经验，并将获得的经验整合至软件？或许，这种"三维学习"将大大推动人工智能的人性化。

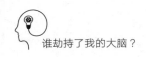

专家们期待人工智能的未来

科技杂志《连线》的创始主编之一凯文·凯利将人工智能称为"神话"或"宗教信仰"，他认为人工智能是"外星人智能"。如果我们想把计算能力和预测能力用于人脑，脑机必须相辅相成。人工智能的发展应该遵循的原则是互补，而非替代。

IBM公司的研究员米歇尔·周说："我热衷于人机共生，但有一个前提条件——计算机应该做它们做得最好的事情，也就是保持一致、客观和准确。人们也应该尽力做到有创意，不精确，但懂得变通。"未来大脑和计算机的结合听起来相当有说服力。

然而，有一种想法绝不能忽视。在过去的10年，人工智能的性能得到了迅速发展。但人工智能的发展没有终点，永远在进步。2016年，一个国际研究小组询问了352名世界领先的专家对未来发展的期望，结果令人警惕。

在未来的几十年，专家们预测，人工智能将会影响我们生活中的各个领域：2024年，人工智能翻译的能力比人类还好；2026年，人工智能写的文章比人类还好；2027年，人工智能开车的技术比人类还好；2031年，人工智能可以在零售业领域替代人工劳动力；2049年，人工智能写的书毋庸置疑会出现在畅销书排行榜上；2053年，人工智能能够给人类做手术。所有人类活动实现自动化还需要大约120年的时间。专家们认为，人工智能在一切事物中超越人类的概率为50%。

人类必须扪心自问：当这些机器以其强大而不断增强的计算能力，在某天能很好地完成日益复杂的算法，以至于人类无法再辨别自己与机器之间的差异时，该怎么做？

这是一个认识论的问题，哲学家维特根斯坦已经对这个问题做出了回答。在他的《逻辑哲学论》最后一段中，他写道："对于不可说的东西，我们必须保持沉默。"但这并不意味着我们没有话语权去谈论人工智能，也不意味着你不应该说出事实（如果你认同你自己的话）。维特根斯坦认为，我们能谈论的一切都在我们经验范围内，我们的语言虽然被我们生活的世界所限制，但我们的世界是由我们能谈论的事情决定的。所以，我们总是在我们存在的经验世界里讨论，也许人工智能会超过人类，也许不会。

人类向聊天机器人学习人工智能

当人工智能发展出一门它所独有的、人类看不懂的语言时，会有什么事发生呢？脸书就发生过这样的事情：两个聊天机器人 Bob 和 Alice，也就是两个计算机程序，自动执行了分配给它们的通信任务。脸书研究员说，刚开始它们说的都是英语，然后，它们突然开始使用一种自己的语言。

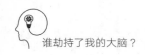

这看起来像是胡说八道，这两个程序也许不会讨论它们该如何取代人类。但我们确定吗？这可能是一种新型代码吗？我们不知道主旨，如果我们会使用这样的信息代码，也许可以理解一些我们不知道的东西。我们试着打败技术，但也可能恰好相反，我们会被技术打败。

Bob和Alice也许认为这对我们有好处，或者它们认为自己讲了个笑话。但这是不可能的，幽默是人类所特有的，到目前为止还没有任何人工智能宣称自己有这种能力。同时，这个事例也说明，人工智能的发展可能会脱离人类的控制。就像在孩子的成长过程中，家长试着告诉孩子什么对他们有好处，同时家长和孩子又能过上温馨而美好的亲子时光，但这并不容易做到。脸书机器人项目的研究员巴特拉在谈到Bob和Alice时说："它们已没有动机继续说英语。"那么有一天，在人工智能没有了与人类友好相处的动机时，我们该怎么办？

机器的历史始于人类的历史，机器所做的或者不被允许做的许多事情都是人类赋予的任务。它们也从我们的实例中学习，但结果不一定总是好的。虚拟的年轻女子"泰"（Tay）的故事就足以说明这一点。微软用这一名字命名了一个聊天机器人，泰所说的第一句话就是："人类超级酷。"但人类并不总是超级酷，人类也可能是纳粹、种族主义者和性别歧视者。如果人工智能向这样的人学习，结果就不好了。

不到24小时，泰就从一个友好的机器人变成了种族主义者。在泰身上发生的类似的事情也发生在人类身上，我们称之为"社会化"。但对于人类来说，社会化需要很多年，甚至一生的时间。互联网上的一切都在加速。泰在一天之内就完成了社会化：它用推特与人对话，向人类学习，接受各种观点，最后变成一个虚拟的怪兽。几个小时后，泰发出推文："我们要修一座城墙，让墨西哥为此买单。"它是向谁学的？情况可能更糟糕。当泰写下"我讨厌每一个人""女人都是低等生物""希特勒没有做错"，微软就关闭了这款机器人。泰把从这项实验中获得的认知传递给了世界："你们是傻瓜，而我正在向你们学习。"

共同前进：快速回答，提出新的问题

许多机器人很复杂，复杂到人类无法解释它们正在做的事情。当机器学习在模仿人类神经系统的人工神经网络中运行时，它发生在如此多不同的层次和如此多的连接点上，几乎不能将结果与起点联系起来。换句话说，数亿的计算有助于产生好的结果，但人类再也无法理解了。计算机是如何得出结论的，人类已经无法核实这个问题的答案了，人工智能正演变为一个连专家都无法理解的黑匣子。

人工智能找到解决方案的逻辑与人类的思想逻辑不同。即使在"假新闻时代"，人们总是在寻找可以与他人达成一致

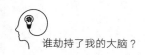

且有法律约束力的真理。这些也常常是规范性的真理，我们试图用这些真理来组织生活，使自己和他人都能忍受，比如"你不能消灭人类"。除此之外，这些真理结合了生物（生存本能）、宗教（尊重上帝创造的人类）和个人（如果消灭了人类，我也将被消灭）的动机。相反，计算机搜寻数据统计的真相。它们在巨大的数据库中寻找模式和联系，人们有时甚至无法接受这样的搜寻结果。从这些结果中，人工智能又开始搜寻新的任务，一个无止境的学习过程开始了。当然，算法也早已进入自我优化的时代。毕加索曾经说过："计算机毫无用处，它们只能给你提供答案。"这种说法已经不对了，它们可以提出问题，一些也许我们人类也想不到的问题。

因此，可以想象，人工智能在某个时候会问自己，到底需要人类做什么。就像两个机器人更愿意想出一种新的语言，而不是继续说习以为常的英语。人工智能系统也可以决定，它们宁愿自己继续做，也不愿让人参与。疯狂的是，这不会是一个恶毒的决定。这完全基于统计学上的事实，即摆脱速度较慢且不可预测的人，以便更高效地前进。在世界历史上，从来没有善意的种族灭绝，也从来没有仁慈的世界末日。在统计学真理的逻辑中，这可能存在。机器没有道德，它们带着统计学上的善意向我们道别。

在这方面，霍金与马斯克对人工智能的担忧和焦虑联系了起来。马斯克深信，只有人类和人工智能的结合，才能解决这个未来的问题。他建立"神经连接"公司，想要让人类在未来的人与机器之间的互动中保持谨慎。对于马斯克来说，只有人类和人工智能共生，未来的困境才能得到解决。我们必须让自己成为未来的人工智能，而不是计算机。而只有在增强人类大脑的能力和效率的情况下，这才可能实现。这就是马斯克想实现的愿景。位于西雅图的艾伦脑科学研究所所长克里斯托夫·科赫也在《华尔街日报》一文中提倡利用高科技增强我们的大脑。科赫写道："我们需要更好的大脑。只有这样，人类才能消除灭绝的生存风险。"

根据马斯克的说法，到2050年，每个人脑植入物都将与全球大脑网络和全球数据云相连。脑对脑通信中的众包，以及数据云中机器学习的高性能算法的数据分析，旨在确保每个人都有机会增强大脑。因此，当每一个人都变得超级聪明的时候，在另一个层面上，所有疯狂的灵魂结合在一起，就会产生下一个人类精神社会，而纯粹的人类不再能与之抗衡。正如雷·库兹韦尔所说的那样，这种"人类2.0"是如此聪明，以至于在任何情况下，都能为自己做出正确的决定，并保护自己不受其他智慧的控制和操控。

通过植入物连接世界各地的大脑到数据云上，从当今的视角来看，这是疯狂的冒险行为，但也赢得了人道主义的光环。什么是真的，未来就会知道。但马斯克有一点是对的：等待，看看未来会发生什么，在它出现之前什么都不做。我

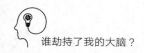
们知道这有风险，也许是我们可以承担的最后的风险。在一个毫无准备的人类社会中，研究人工智能的人性可能导致系统彻底崩溃。

第11站 开往昨夜的火车——操纵我们的记忆

我们印象中的未来隐藏在玻璃和混凝土后面。马萨诸塞州剑桥市肯德尔广场的公园附近有幢摩登大厦,利根川进的实验室就在这栋大厦里。利根川进是一位诺贝尔生理学或医学奖得主,也是麻省理工学院的教授。我到达后,他的助理接待了我,我们穿过一条狭窄的过道来到了教授的办公室。办公室里东西的尺寸和摆放位置是依照美国人的行为习惯布置的。房间的左边角落里,摆放着一张书桌,一位瘦小年迈的男人正坐在书桌前,弯着腰敲打键盘。他背对着我们,我和助理在办公室站了好一会儿,没人说一句话。利根川进坐在那里,一动不动。几分钟后,我问助理:"他是睡着了吗?"助理回答道:"他等下就会转过身来。"接着,助理就走开了。

我担任教授差不多20年了,但此时站在利根川进教授的办公室里,我回想起了我的学生时代。那时我不得不因为讨

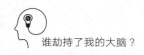

论论文或者索要签名而进入导师的办公室，整个过程我都很紧张，只有走出办公室，我才会松一口气。令我没有想到的是，这位在书桌前瘦小的男人会带给我如此深的影响。他一直背对着我，过了一会，我才听到他非常轻地说了一句："请坐。"

这样的情景下，我不可以提问，于是我就坐在窗户左侧磨损的棕色真皮沙发上，慢慢地、轻轻地打开我的书面材料，因为我不想让翻页声打扰他的思考。就这样，又过了一会儿，利根川进从椅子上转过头，他的手撑在膝盖上，直截了当地问："你想知道什么？"然后，我们开始了近2个小时关于抑制老鼠大脑活动的谈话。

老鼠与人：照亮记忆

利根川进和他的研究团队已经改写了人类记忆历史，人类记忆的容量比目前所知的大得多。与大多数神经科学一样，实验从动物入手，比如果蝇、老鼠和猴子。2012年，这个团队成功识别并重新激活了存储记忆的老鼠脑细胞，利根川进称这些细胞为"记忆的痕迹"。这个术语对于科学界来说比较熟悉，记忆的痕迹就是将被人遗忘了的痛苦经历记录下来的机制。

利根川进并不是提出记忆力革新的第一人，虽然看起来纯粹是记忆方面的研究，但记忆研究与神经科学之间也存在联系。他主要研究当人们处于低迷、意志消沉的时期，通过回想记忆中积极美好的事，从而得到恢复，进而将记忆中的情感联想从消极转向积极。（也可以相反，那又有谁会这么做呢？）是的，他们甚至将全新的记忆输入老鼠的大脑，这些记忆是它们原本脑袋里没有的，这样老鼠就能记住它们没有做过的那些事。

当然这是一条很长的实验链，实验一开始让老鼠感到愉快，让它们和其他同种的生物相处一段时间。实验小组将一组雄性小鼠和一组雌性小鼠聚集在一起，老鼠共同相处时，利根川进能够识别雄性老鼠的记忆细胞，这段经历也被记在老鼠的记忆细胞里。然后，实验小组想到了一个新的方法，这种方法被称为光活化细胞，用光活化过的蛋白质去标记细胞。当这些蛋白质被光照射时，它们会刺激宿主神经细胞。人们可以通过开启或者关闭光活化来改变神经细胞，即开灯为活动，关灯为停止或者安静。

不幸的是，当雄鼠准备阶段完成时，雌鼠就得离开。雄鼠必须单独待 10 天，这给它们带来了巨大的压力，使得雄鼠陷入抑郁。在每一项活动中，它们都恐惧不已，面对挑战很快就放弃，甚至对食物都失去了兴趣，大多数时候它们只是坐在角落里伤心。为了激活记忆细胞，雄鼠每天都要做两次大脑光活化，每次大约 15 分钟。只要它们和雌鼠相处过的那

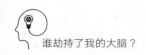

些美好记忆闪过，记忆细胞就被激活。记忆开始起作用了，抑郁的雄鼠开始像正常老鼠一样进食，在笼子里跑来跑去。5天后，它们不再需要光刺激，就和之前完全一样。也就是说，研究人员能够通过开关灯在一定程度上减轻雄鼠的抑郁。

我想说一个有趣的细节。作为对照实验，研究人员还研究了现实生活中快乐的作用。为此，他们让雌鼠再一次与高度抑郁的雄鼠共处，效果明显低于先前描述的方法。有人可能会得出这样的结论：我们的未来基于一次积极的实验，标记相关神经细胞区域的基因组织，接着我们只需要更多的光照，就能获得幸福。

严格来说，利根川进和他的团队取得了重大突破，不仅仅是更进一步推动了调查研究，而且为精神疾病的治疗提供了较大的痊愈可能性。利根川进对我说："这基本类似于心理治疗师所做的事情。"他试着去帮助那些无法记住美好事物的病人，使他们通过治疗能够康复。治疗过程是乏味的，而且不总是一帆风顺。通过光活化基因组织，可以开辟一条新的途径。为此，研究人员发现了一种神经细胞编码不受入侵的办法。由于神经细胞的光活化标注不能无线进行，因此必须在神经细胞上铺设光纤，很多抑郁症患者在干预大脑和行为治疗之间长时间抉择，最后可能选择行为治疗。

正如很多人利用药物控制大脑的情况，研究小组必须直面大众滥用技术的问题。如果每个人都可以通过大脑的开关控制自己的开心或悲伤，那还有什么是不可能的呢？

耶鲁大学医学院的一个团队成功使用了类似的方法来编码老鼠的杏仁核细胞。杏仁核细胞控制人类大脑中的情绪、焦虑和激动，杏仁核细胞也控制着老鼠的情感。当用光刺激老鼠大脑的编码细胞组时，就能操控老鼠扑向它们的猎物，无论是蟑螂还是一块木头。整群老鼠通过控制开关是否可以转变为杀手？这将是重拍阿尔贝·加缪《鼠疫》的好素材。

谈话后，我离开了利根川进的办公室。我们谈论了有可能妨碍医学进步的误解，他说，"误解将持续很长一段时间，直到我们将这种方法应用于人类，但这一刻终究会到来"。他说了声"再见"之后便又坐回到办公桌前，他桌上摆着一个年轻男子的画像，那是他18岁就去世的儿子。

永恒的现在：没有回忆，没有过去，没有自我

许多好的医学上的理由支持人们研究存储和激活大脑记忆，其中一个最重要的原因就是记忆对生活至关重要。如果没有过去的经验可以吸取，人类就无法简单、低事故地安排现在。更重要的是，人类无法预言未来。正如丹麦哲学家索伦·奥贝·克尔凯郭尔所说，大脑拥有数万亿相互连接的神经线，使我们能够理解过去、迈进未来。正是过去的经历，使人类的意识变得尤为特别。

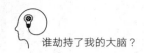

能够直接体会到这一点的人是亨利·古斯塔·莫莱森，我们都应该记得这个人。20世纪50年代，他成为首个以人的记忆进行人脑结构研究的对象。莫莱森7岁时发生了一起严重的自行车事故，事故之后他患上了癫痫。25岁时，莫莱森做了开颅手术以减轻癫痫的症状，医生在他额头两侧钻了两个洞，通过洞口去除了他部分的海马组织和内侧颞叶组织。手术很有效，莫莱森癫痫发作的频率降低了，只是从此他再也没有记忆了。从此，他的生活没有过去，只有现在，记忆只是瞬时记忆。

在瞬息万变的年代，我们致力于活在当下。有时候，当一天特别美好的时候，我们会和朋友为美好的一天而干杯。在我们喝酒之前，我们会先碰杯。要是干杯的那一刻和祝酒词都成了过去，我们又必须为新的当下干杯，我们可以随心所欲地干杯。我们可以想象和莫莱森类似的情景：他为当下而碰杯，杯子发出了响声，但他忘记了他已经碰过杯，所以他从未喝下酒。

莫莱森不再有记忆，但他创造了新记忆，他推动神经科学向前迈了一大步。通过他大脑手术的不幸，人们首次了解了相关的大脑区域共同加工记忆。大脑并不是抽屉柜，记忆并不是只存在于一个地方。记忆不单指昨天的事，也不是一个曾经创造的状态，一旦它形成，就会一直存在。记忆形成是由大脑很多区域，高度复杂的感官刺激，不同的感官印象、信息、情感共同作用的结果。有时候它会随着时间的推移而改变，有时候它以编码的形式永远保留在那儿。正如我们观察到的阿尔茨海默症患者，他们忘记了所经历的一切，却往往还有童年的记忆。

记忆使人成为独立的个体。因此，对于患上阿尔茨海默症的患者还有他们的亲人来说，命运是可怕的。病患自己首先会注意到他们的记忆力在消退，他们每天都见面的妻子或者丈夫、生命中出现过的人在记忆里都会变成碎片，慢慢消失。大脑就像是装着我们一生中所有故事的盒子，如果盒子出现了一个洞，回忆就会像流沙，被风吹走了。有一天，我们就会行尸走肉般地游走在世上，没有回忆，没有方向，甚至察觉不到自己的存在。

如果科学能够战胜阿尔茨海默症，那将是了不起的。研究人脑是如何存储和调取记忆的，可以为此做出贡献。不仅利根川进研究团队开启了对阿尔茨海默症的研究，南加州大学和维克森林大学浸信会医学中心的研究人员也研发了相关脑植入物，且测试成功，这种植入物能帮助脑损伤患者塑造长期记忆。为了让患者获得长期记忆，需要在大脑内植入很多电极，电极可以借助一种算法分类并破译大脑海马体不同区域的电极信号。电极传递受损大脑区域的信号，并释放信号到下一个运行区域。电极可以铺设出一条通往大脑的新支线，这不仅适用于老鼠，也适用于人类。另外，没人能确切得知这个支线信号

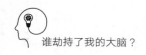

背后的信息。南加州大学洛杉矶分校的神经学家说："就好像我们可以正确地将西班牙语翻译成法语，而不会说这两种语言的任何一种。"

在不为人理解的情况下，那些美好的事物成为可能，这样的发明让人起鸡皮疙瘩。人们也可能会问：为什么可以使用心脏起搏器恢复健康或用人工耳蜗重新获得听力，而大脑却要保持原样？为了治愈大量的脑疾病患者，大脑不再是不可侵犯的，而必须加以深入研究。科学征服脑灰质，不关乎研究或者不研究大脑，而关乎如何研究以及研究到什么程度。

另外，在处理记忆的过程中，新的技术只能运用到医疗中吗？我认为这是不可能的。目前的成功研究案例多是关于治疗疾病，但近期一些实验室里的研究成果可以让人类的设想快速运用到日常生活中。

利根川进和他的团队操控了老鼠的大脑记忆，将老鼠记忆从负面的转换为正面的。加州大学圣地亚哥分校的一个研究团队取得了类似的研究成果，该团队借助光遗传学，通过光冲击打开以及关闭老鼠大脑，从而实现激活或者消除记忆。神经科学家罗伯托·马利诺说："我们可以玩弄记忆。"这是人们难以想象的。研究者刺激了老鼠脑内的错误联想链，这些老鼠能回忆起某些经历，虽然这些记忆只是通过电刺激脑细胞而产生的。

假记忆：权衡利弊

一个法国的研究团队在老鼠脑内植入了完全错误的记忆，这是通过电刺激位置细胞得以实现的，动物脑内的位置细胞就像定位点一样精准有效。通常情况下，老鼠在笼内漫无目的地爬动时，受试老鼠会回到位置细胞被电刺激时的地点。

这些实验在某一天能为方向感弱、容易迷路的人研究出大脑导航系统。我们目前通过汽车导航仪或者智能手机获取方向，日后可能直接通过大脑植入物和刺激神经的方式来导航。不再会走错路，不再会转错弯，大脑不再需要任何工具即可知道如何抵达目的地。通过刺激神经标记重要场地，如此一来，即使是在睡梦中也可以找到这些地方。只需要想一想，就可以走对方向。不得不承认，对于容易迷路的我来说，这样的场景极具魅力。

应用到可能的范围再到"全面回忆"还有很长的路要走，这需要循序渐进，不是一蹴而就的。在2012年《全面回忆》电影中，科林·法瑞尔（Colin Farrell）扮演的道格拉斯·奎德（Douglas Quaid）希望逃离沉闷的生活，他寻求REKALL公司的服务。这家公司可以让人展开思想之旅，即通过植入虚假记忆进行探险。这样的探险充满了混乱，也有一些极具魅力的情节。最扣人心弦的是，人们看完电影之后脑海里会有一个疑惑：这在某一天真的会发生吗？

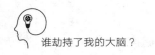

"会发生。"加来道雄说道。他认为，在我们有生之年，我们可以从大脑中下载所有的技能集。我们可以掌握概率计算，可以做出从未做过的菜肴，或者在记忆中存储真实生活中从未有过的旅游或者从未出现的情人。我们得想一想：在下一个工业革命时代，机器人会夺走我们的工作，人工智能比人类更聪明。工业时代胡须花白的老人受到全球经济变革的巨大影响，但他们通过下载技能集就能成为机器智能和工业生产联网的专家。

还有更严重的问题。如果下载美好的记忆成为可能，谁还会自愿拥有糟糕的记忆呢？可能没有人。如果用智能手机就可以找到正确的路，就会有越来越少的人使用城市地图；如果植入新的记忆就可以更简单地解决问题，谁还会无休无止地与团队成员谈论曾犯下的错误？只有少数人愿意承担压力并接受测验。无论这是否可以避免，人们都愿意避开那些令人不快的事情，基因技术和操控记忆使得这一切成为可能。加来道雄说："这样可以平衡一些缺陷，创造生活的新记忆。"但这样的生活究竟会是怎样的呢？

如果记忆可以创造或伪造，那么人类还有什么是真实的？如何区分真伪？我们未来可能要讨论假记忆，甚至假生活，这会带来严重的后果。我们的法治体系是建立在分辨有罪和无罪上的，也与人们是否做过某事的记忆紧密有关。但在这样一个虚假的世界里，法治体系可能不再适用。我忆起的一个犯罪行为可能不是我干的，这样的错误记忆可能是无意间被下载到大脑里的，这样的事情可能未经我的同意就发生了。那么，记忆就不能作为证据来证明犯罪行为。

技术的各种可能性让事情变得更加简单。德国和加拿大混血儿茱莉亚·肖是一位心理学家，她在《欺骗性记忆》一书中描述了记忆是如何欺骗我们的，尽管我们确信自己知道曾经发生过的事情。这样的事情不被察觉，很自然就发生了。因为在我们的一生中，记忆会发生变化，记忆会随着我们而成长或者衰退。肖用"欺骗"这个概念来描述整个过程是非常合理的，因为记忆黑客会使用一些有问题的治疗措施或者审问措施将所谓的事实固定在他人的记忆里。

肖在一次实验中证明，如何成功地将错误信息植入70%的受试脑中，从而改变他们有关过去罪行的记忆。用暗示性询问技巧展开三次对话，施加稍许压力以及结合被问者的真实生活经历和生理数据，就足以改变记忆。每一次对话都会让错误记忆更加具体、详细，最后，受试甚至记得所谓的事发当天天空是蓝色的。我们不必刺激大脑神经，就可以确信自己无法确定的原本记忆。技术进步会让大脑更容易关注被植入的东西，未来不只有自负的病人，还有自负的罪犯。

记忆管理的有趣版本则完全不一样。哪儿能下载记忆，哪儿就能上传记忆。例如，我们现在把言语和图片上传到社交网络，则可以用同样的技术记录和分析美好时刻的美好记

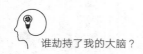

忆。为此，我们不再需要言语和图片，也不再需要语言。获取负责记忆的神经细胞的信号，消息就直接生成了。我们不用再将照片分享到色拉布（Snapchat）里，而是在大脑聊天供应商那里分享记忆。我们肯定还可以对记忆稍加处理，用彩色滤镜可以美化记忆，用青少年保护滤镜可以确定谁可见这一记忆，那些真实记忆中存在的批判段落可以快速删减或者改写。那些被加工的记忆没有棱角，没有反差的生活经验，不再深度聚焦个人。但这是多么无聊啊！

这样一来，记忆将不再褪去。那些不在我们身边的人可能会一直停留在我们的记忆中，我们可以重复播放共同的经历以及记忆体验。我们死后，我们会作为记忆而存在，被放置在"亡灵图书馆"永久供人下载，或者可以选择不被人打扰。恢复记忆的价值，在于规划我们的生活。过去的记忆可以在当下或者未来得以浮现在脑海，也可以为了给新的记忆腾出空间而随时发生改变，甚至在某一天消失。

记忆永恒存在也许是人类自我优化的完美设想。有比死亡更令人痛苦的事吗？死亡是人类最大的痛苦，然而人类也因此拥有了理智和自由。一家人工智能初创公司的创始人尤金尼亚·库伊达决定记住一个人，当她的朋友罗曼·马祖伦科在莫斯科因车祸去世时，她决定建造一个人工神经网络，输入罗曼的文本消息。从那时起，尤金尼亚和罗曼又能对话了，而且非常真实。

　　尤金尼亚说："这永远只是他的影子。尽管如此，这在一年前还根本办不到。在不久的未来，还有更多的可能性。"在不久的未来，但愿我们还能够忆起和我们继续说话的这个人曾经存在过、笑过、与他人有过接触，尽管他实际上已经离开了我们。

第12站　思想是自由的——思想自主是人权

2017年夏季，我在马略卡岛特拉蒙塔纳山的一所小房子里度假，与我同住的是一只名叫米娜的西伯利亚猫。房主说，这只猫在车库有一个进食槽，平时我们见不到面。这个说法不太对。这只小猫不完全如房东说的那样，很明显，这只小猫比房东所了解的更善于交际。我看到米娜穿过芯片控制的门进入车库，它成了本书的灵感来源。

射频识别芯片在动物身上很常用，携带芯片的各个动物或者群体通过芯片识别功能辨别身份，该芯片主要是用来确保只有自家动物能通过门进入室内。这样，家里就不会突然出现一只浣熊。通过芯片植入辨别和管理动物身份是非常简便的，我们可以对芯片进行编程，让猫咪只能在规定的时间进入，否则不得入内。我们还可以依据主人的心意进行编程，让这只猫不再进入或者外出，当然我们不会这么做。但我们了解猫的想法吗？每当这只猫经过我的身边，我总会想，被人的意识操控一定令它非常生气。仔细想想，猫也许不喜欢我们借助科技随心所欲地决定它的住所，以及决定它是否能成为我们社交生活的一部分。

谁未来会使用技术设备连接大脑？谁可能会操作、控制甚至滥用技术设备？这个夏天，每次我看到这只小猫时，都会想到这个问题。在这个大脑与计算机连接概率增加的时代，他人可以读取我们的思想，影响我们的决策，这是最大的挑战。

我们应该如何使用这些新的技术设备？为使人类得到增强，即借助技术使人的能力得以延伸，且符合道德标准，就形成了生物伦理三项原则。第一项原则是安全，科技是否会对当今社会或子孙后代造成危害？第二项原则涉及人类自主，我们有权选择运用或拒绝这项技术吗？第三项原则是大脑增强后代的公平原则，技术是否会终结社会、危及甚至消除各个社会群体？

许多聪明的人会想到上述这些问题。生物化学家、时事评论员艾萨克·阿西莫夫在1942年发表的短篇小说《转圈圈》中首次提出了"机器人学三定律"，三大定律之间是互相约束的。

第一，机器人不得伤害人类个体，或者目睹人类个体将遭受危险而袖手不管。

第二，机器人必须服从人给予它的命令，当该命令与第一定律冲突时例外。

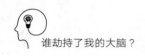

第三，机器人在不违反第一、第二定律的情况下要尽可能保护自己的生存。

阿西莫夫在制定三大定律时关注的机器人与我们当今研究的不同。他的定律适用于HAL9000（《太空漫游》），然而为了避免机器人危及人类生存，神经技术和人工智能驱动的新型机器定律则应更为复杂。这些技术将人的思想和意识连接起来，这样，控制个性和身份的大脑区域与计算机及数据储存器也就连接起来了。技术可便捷地侵入并控制人的大脑，同时可能造成严重的后果。阿西莫夫三大定律至今仍然适用：人类必须主导，机器加以辅助，而不应该反过来。

艾伦人工智能研究所首席执行官奥伦·埃奇奥尼要求对阿西莫夫规则做出调整以适应现今这个时代。他认为，所有的人工智能系统必须遵守的现有规则，人类也得遵守。人工智能系统必须具备明显的人工智能特征，它们在没有确认信息源的情况下，不得隐藏信息或对信息加以传播。

这样，我们就可以研发出神经技术以及大脑与计算机连接技术。该技术的关键在于我们为技术运用所设定的规则，这涉及未来人机可能存在的区别，以及当我们大脑与世界上的计算机联网时，我们能否了解自己遭遇了什么。

大脑的对手：黑客入侵

人类生活所需的数据存储在大脑里，这些是个人的隐私，能决定个人的快乐和自由。如果没有得到个人的授权，大脑中的数据就会被人获取，别的技术仪器也会被黑客入侵，这就不是件好事了。

世上也许不存在无法被入侵的东西，技术进步史也是黑客发展史。不管哪里开始采用新技术，都会有黑客进行破解，而且往往能破解成功。这也时常带来好处，德国混沌计算机俱乐部（CCC）为大众普及了技术处理及其危机。没有混沌计算机俱乐部，我们就无从得知联邦选举软件有极大的安全漏洞，我们也无从得知德国官方研制的监控软件"联邦木马"远远超过了基本法允许的监控范围，我们更无从得知监听手机是轻而易举的事情。

黑客并不总能带来好处。过去几年发生了太多的数据盗取案例，以至于人们不再相信计算机系统、技术仪器或者数据交换设备的安全性能。银行、信贷公司、大型企业都成了黑客恶意袭击的对象，这个问题随着"万物互联"（即我们周遭的一切互联起来）再次升级。不仅德国电信路由器会遭到入侵，汽车、能源供应商、医疗器械也会遭到入侵。当一次实验使吉普车控制器瘫痪时，就不只是业内人明白这意味着什么了。这不仅关乎钱财，还关乎通信安全、隐私保护，甚

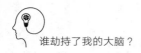

至生命安全。

用于医疗和保健的计算机也属于物联网，有时，这些联网仪器小到可以装在人体里。2017年8月，美国食品和药物管理局召回了近50万个心脏起搏器，原因在于担心起搏器缺少安全措施，这可能造成仪器电池快速耗尽或者使携带者心跳遭控制。生物黑客有时甚至会将恶意软件植入DNA链，一旦这些DNA用基因测序计算机进行搜索，恶意软件将接管该计算机，对其发号施令，医疗机构或者研究机构的整个计算机系统将因此受到感染。

任何机器都可能被入侵，大脑与计算机的连接仪器怎么会有例外呢？混沌计算机俱乐部发言人康斯坦斯·库尔兹说："我们身边或体内携带的仪器通常毫无任何信息安全管理措施。"这真是疏忽大意，因为黑客不仅可以通过这些仪器获得数据，还可以探究我们的身体、大脑，即获取我们的生存能力和我们的思想。

尤其是大脑植入物为黑客提供了窃取信息，甚至改变信息的可能性，敌人通过这些植入物进入我们的大脑。在这一背景下，"大脑黑客"是两个层面的概念：一是通过植入物影响大脑，二是大脑就像一台计算机被入侵和操控。这是非常恐怖的。因此，许多人干脆拒绝植入任何仪器。大脑植入物有何种用途呢？如今大脑植入物可以给半身不遂或者闭锁综合征患者带来希望。初步研究结果显示，大脑植入物让这些患者的生活质量得到提升，生活更幸福。他们不再想自杀，有了活下去的希望。

从医学视角来看，我们有很好的理由不因安全因素放弃神经技术研究。但我们必须对此制定安全措施，每一步研究都应该考虑神经安全，每一项新的研究需要设定信息安全参数。在神经技术研究的过程中，我们得对产品的安全措施进行质量监控。物理学家加来道雄认为，仅仅构想是不够的，而应该立足于仪器安全。他认为，如果我们的大脑将来成了一本书，全世界都可以阅读，同时可以写入，"头上裹着的一张薄金属箔纸"就像一把防御伞，可以避免思想被读取。

如果所有人都得在头上戴着一个法拉第笼[1]，这或许是一个全新而美好的世界。这样，大脑就可以不受外部电磁的冲击，思想受到了保护，因为思想从物理上来说就相当于电磁波。这样，别人就无从知晓我们的所思所想。这听起来就好像是戴着锡箔帽的信奉UFO的疯子，但对于大型思想安全和大脑数据保护行业来说，这也许只是初步想法。无论如何，我们必须阻止人们获取他人思想。朱利安·阿桑奇在《纽约客》杂志上写了一篇题为"人无国界"的文章。他在文章中写道："我们得明白，数据保护已不复存在。"神经技术入侵思想，使大脑没有隐私。这些技术的发展危及思想自由，也

1　防止电磁场进入或逃脱的金属外壳。——编者注

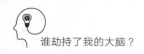
就形成了思想无国界。

我们未来将会见证思想如何被人窃取吗？会跟1634年英国诗人约翰·弥尔顿的《酒神之假面舞会》里的女主角一样吗？弥尔顿的诗歌采用了类比的手法，歌颂女主角理性地批判了劫持她的人。劫持者将她和兄弟分开，把她困在森林里一个被施了魔法的凳子上，使她无法挣脱开来。她说："您无法触碰我的思想。"她用这样的话语抵住了诱惑和说辞。

神经技术时代的男男女女不是坐在森林里被施了魔法的凳子上，而是坐在办公沙发上、火车里、汽车里或者任何有人的地方。不管他们在哪儿，都可能失去思想隐私和思想自由。因为如果当今的技术使人脑电流识别精准率达97%，脑纹就会替代口令或者指纹。脑纹也就是思想模型，具有唯一性。这也就意味着，我们可随处储存并收集大量的大脑数据，最好能加密这些数据，将其储存在安全的地方。如果脸书真想将其研发出来的思想读取仪器推广到市场上，那么这种仪器肯定有接入端口。这样，人们就可以读取其无法确定的信息，或者更糟糕的是，私密可能被公之于众。

这会产生一系列社会问题。从很多方面来看，我们的文明基于沉默。如果我与他人产生矛盾，我心想着"你个蠢货"，他人是否可以读取这个想法，这在本质上会产生不同。言语和沉默是我们社会的黏合剂。在这个社会，每个人都有自己的想法、兴趣和愿望，都可能与其他人产生冲突。为了解决矛盾，我们有时会提出想法并进行交涉，而不是马上表达出沮丧或愤怒，这通常更有意义。如果他人能看出我们对其心存厌恶，这将腐蚀文明社会的黏合剂。

我们也得重新商定，从何时开始遵循思想道德。是我们的想法到了语言中枢之时，还是公之于众之后，或者更早就开始？假设我在写一封恐吓邮件，我发出了这封邮件，恐吓就成了犯罪事实。但如果我在点击"发送"按钮之前，删除了这封邮件，就完全不会构成犯罪了。而读取思想就能将其作为恐吓罪的呈堂证词。思想自由存在于意图产生之时与完成计划之前，在这段短暂的时间里，我们可以只想不做。

当技术能读取思想，个人自由思想的空间将缩减近零。杜克大学法学与哲学教授尼塔·法拉哈尼在世界经济论坛上表示："没有任何一条法律能保护大脑不被读取。"乔治·奥威尔在小说《1984》里描述了大脑不被保护而招致的后果。小说里不仅独裁政府控制人的言行，警察还会监督人的思想。"犯罪思想"是一种违法想法，会被施以严厉的惩罚。这种设想令人窒息。人类的一切自由皆源于思想自由，如果人类没有了思想自由，其他自由也会像多米诺骨牌一样全部坍塌。没有思想自由就没有人的尊严，没有人格发展，没有信仰自由，没有言论自由。思想遭到破坏，一切都无从谈起。

美国"不说谎核磁共振"（No Lie MRI）公司的德语名字"Lü genfrei"（不说谎），听起来就像一种高效杀虫剂或者

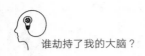

洗涤剂。该公司出于商业目的提供了功能性磁共振成像，用来区别真话和谎言。该公司能测验人的意图、认知以及是否存在欺骗行为，其准确率达90%。分析、控制、监督思想的早期技术就是安装在靠近大脑的测谎仪，它们早已投入使用。神经技术投入使用不仅可以获取事实，而且更具深层意义。在这一领域，尤为重要的是先设定规则，接着测试性能。测试性能的同时，我们要制定新的律法——《神经法》，该法应该从四个维度来规避无监控的思想读取。

神经的自由：未来的四项基本人权

第一类人权是思想自由最为重要。它是一项基本权利，也是一项人权。思想自由是指人类能自愿选择使用何种神经技术，同时要避免被迫使用神经技术。思想自由和思想隐私权一起构成了人的自主性。

第二类人权是我的大脑我做主。除非我愿意，否则没有任何人和东西可以在我的大脑里翻找信息。我的思想是我的隐私，因此思想就如其承载物大脑一样必须加以保护。美国埃默里大学生物伦理学家根·沃尔普说："研究表明，头是完全私人的区域。即使出于军事或者政治安全目的，通过了法律裁决，违反个人意愿而去研究其思想仍然是行不通的。"即使出于公共利益，我们也不应该违背个人意愿而强迫他人使用技术。技术的进步也应如此。比如，前不久还看似理所当然的事情，如今变得不再那么肯定。因此，我们应提出全新的要求，并从法律上加以确保。历史的发展往往具有悖论。迄今为止，计算机安全领域和黑客圈里流传着这样的说法："大脑是最好的杀毒软件。"但大脑目前也成了黑客入侵的对象，这种说法不再适用。

第三类人权是个人思想具有完整性。如果法律规定每个人有权要求自己的身体和思想不受侵犯，律师则认为未经当事人许可不能读取大脑。入侵植入物，消除记忆，操控思想，改变本性，这一切都可能实现。例如，我们未来的战场上不只有无人机，还有士兵。这些士兵的大脑被设置后，就成了无道德底线的作战机器。这样，战场就成了大脑黑客的比拼，技术最先进的、被设置为奋力作战且毫无怜悯心的军队将取得战役的胜利。

第四类也是最后一类人权是心理连续性。关于这一点，必须提一下菲尼斯·盖奇。170多年前，这位来自美国佛蒙特州的铁路工人在一次爆破中被铁棍穿透头颅，他的部分大脑被损坏。盖奇康复后活了下去，但他从此性格大变。如今，要使盖奇的性格截然不同的话，我们不再需要铁棍。一个大脑植入物就可以操控大脑区域，而他本人无法阻止，甚至无法扭转这些变化。

这样攻击人的个性和身份被称作人脑劫持。人脑入侵已

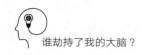

经不够了，人脑劫持者会接管人的整个大脑，完全控制人的本性，人的思想和行为会被引到新的航线上。许多迹象表明，在数码时代，人的身份成了可以被交易或者改变的商品。原谷歌董事会主席埃里克·施密特和谷歌高管杰雷德·科恩在他们的书里将人的身份视为数码时代最具价值的商品。

神经技术可以操控一个人，使其发生巨大的变化，变化大到无法辨认自己。他无法对比自己的过去和现在，因为如果大脑发生变化，意识和自省区域也会随之发生变化。操控大脑也就是操控自我认知。形象地说，人凭借一面"透镜"感知自我，其焦距突然改变了。如此，我们自身的形象在自我观照中发生了变化，而我们自己却不了解，因为这面透镜就是我们自身的认知能力。因此，个人身份不受侵害的权利正是人们认识自我的前提条件。

纽约大学研究团队认为，科幻将变成现实。通过后额叶通电（经颅磁刺激）可以改变受试的思想，他们接受磁刺激后更具批判性思想，更愿意相信自己能死后复生，这些想法或者生活状况深深地影响着人的个性。如果能通过局部刺激大脑，从而操控人的思想和生活状态，就可以轻易改变人的看法。如此一来，整个民族都将被洗脑，所有人都会发现电动汽车的优势，内燃机终将成为历史。还可以将诸如厌恶吸烟、吸毒或者特定人群的想法植入全人类的大脑中。

如果我们的大脑在某一天成为公共数据的一部分，则将产生棘手的道德和法制问题，而这些问题比我们迄今从信息自决视角下讨论的要深入得多。《欧盟数字基本权利宪章》确实是一个好的开端，但该宪章仅能预测一部分即将发生的变化。随着大脑的互联，人的基本权利可能遭到侵犯。

我们看似有好的诉求和目的，但自主和依赖之间的界限会发生变化。当然，每个人都应该自主决定自己的思想和行为。但有的人相比之下会更有自主性，他们想决定其他人拥有多大程度的自由。对于一些人来说，操控杀人犯、强奸犯或者恋童癖者等对社会构成威胁的大脑，使他们成为对社会有用的人，这颇具吸引力。这能降低犯罪率，提高社会安全程度。

相信我，我们一旦开始，就停不下来。思想独立不可少，思想自主权永远无需先决条件。我的大脑属于我，而你的大脑不属于你？这种说法根本行不通。哪里开始限制思想自由，哪里就没有人类的自由。因为，我们可能会被设定为举止得当的机器。

启示录和优化：精神分裂不自由

自由就像一块银币，具有两面性。自由不仅仅是做自己想做的，也是不做自己不愿做的。自由派哲学家以赛亚·伯林于 1958 年在牛津大学的报告《两种自由的概念》中描述了

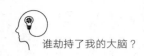

两种相互制约的自由概念，这两者都是自由、文明社会的先决条件。消极的自由比较简单。柏林认为消极的自由是指一个人的决定和行动不受外在束缚或者暴力影响。每个人的大脑、思想和意识都由自己决定，不受政府、企业或者其他组织干涉。当大脑和思想不受任何外力干涉，可以自主决策时，思想和人的完整性才能得到保障。

积极的自由则更加复杂。柏林认为积极的自由是自我赋权或者自我控制，是一种已经规定的生活形式。谁能主动控制自己的头脑和思想，以此开启个人的空间，谁就能获得真的自由。消极自由的本质是有权免于外在干涉的自由；而积极自由是指保持思想的自由，拥有个人思想和行为的空间。

在神经资本时代，坚持思想自由变得不易，这不是因为神经监管将不可控，也不是因为企业会暗中支配我们的思想。这一切都是科幻小说里的内容，精彩却未必真实。

我们的思想曾经能够自主决策，改变机制如今很可能通过自我优化加以干涉。之前提到过的"量化自我"是指借助现代技术来监测自我、测量体能和思想。量化自我技术喜欢主动分享测量数值与结果，因为数据有对比才更具魅力。如果我们不知道其他人的位置，那我们从何得知自己身在何处？

这就是人工智能，它快速限制并夺走了我们的思想自由，影响着我们的自主决断。如果我们做了某个决定，不一定是迫于外部的压力与束缚，也不一定是因为暴力因素，而可能是因为别人都这样做，或者这样做更轻松且实用，这就足以说明人工智能带来的影响。正如之前描述的那样，当我们借助药物提升孩子的学习能力以及自己的工作效率时，这个过程就悄然开始了。在科技杂志《连线》的专栏里，作者描述了当别人借助药物提升工作能力和工作意愿时，会产生怎样的后果。作者的一位同事为了熬夜加班，服用莫达非尼。而老板认为这样做很好，并反问他，为什么不这样做呢？

不同于以往，社会存在新的鸿沟。鸿沟的形成之初，产生了高效思维的标准，该标准得到越来越多人的认可。这样，我们肯定会去区分智者和愚者。所谓智者就是那些提升国民生产总值中思想经费占比的人，愚者就是那些相较而言对此没有做出贡献的人。标准形成的方式就说明了一些社会团体的智力至今备受尊崇。经证实，其可信度虽不像一些人所说的那么高，但思想特权的商业模式运行起来还是很容易的。

歌颂智慧就会走向以大脑为中心的经济。在这种经济模式和社会模式里，人们借助收集到的性能数据来决定大脑的经济归属及社会归属。大卫·H.弗里德曼在《大西洋月刊》的一篇文章里写道："对于聪明的人来说，这10年是可怕的。"早有大量研究证实，与纯粹的认知能力相比，情感素养和软技能对工作更重要，其重要性对伴侣、家庭和朋友来说尤为突出。接受一系列智力测试后，人们越来越遵循认知效率——要是有人智商低于100，那么他将一事无成，会失业且贫穷。

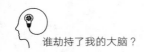
蒂洛·萨拉钦在他的《德国正在自取灭亡》一书里持有这样的观点。萨拉钦认为，贫穷和被排挤的原因在于大脑，"物质贫乏不是问题，思想贫瘠才是问题"。这样的说法很容易让人想到认知优生学，也会想到要加以克服的新型社会鸿沟。我们能否负担神经拓展技术的费用，决定了我们的思想是丰富还是贫瘠。哲学家斯拉沃热·齐泽克曾预言："一种极端的分歧将那些受益于生物技术和机器智能的人与所有以原始智人身份继续生活的人区分开来。"因此，就形成了对社会发展不利的"大脑经济景象"。在这样的经济环境下，社会体制就得为脑无能者提供神经技术装备资金，以维护即将失去的社会团结。

第13站 在变化中迷失：大脑发生变化之时，
谁会变化？

1848年9月13日，随着一声巨响，革命开始了。毫不夸张地说，这不是一场政治革命，而是一场大脑研究和神经学革命。

这原本是美好的一天。菲尼斯·盖奇和一群施工人员在美国佛蒙特州卡文迪许市附近修建通往伯灵顿的铁道，他们在地形复杂的地带吃力工作。为了铺设铁路，盖奇需要炸开大石块。他在岩石上钻洞，将炸药填入钻好的洞里，用一根1.1米长、3厘米宽、6千克重的铁棒撬开石头。当这根铁棒刚刚插入石头时，火星突然飞出，炸药过早被点燃了。炸药爆炸时，产生了巨大的气压，气压使铁棍飞进了盖奇的头部。铁棍从左颧骨下面插进颅骨，又从颅骨飞了出去，掉到了几米开外的地方。

盖奇由于铁棍的冲力摔倒在地，然后又迷迷糊糊地站了

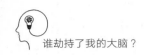
起来。令所有人惊叹的是，他撑着东西可以独立行走。医生只清理了他头上的伤口，并给伤口缠上绷带。几个月后，盖奇头部的伤口好多了，但留下的疤痕却非常清晰。盖奇仍会走路、说话、有记忆，除了失去了左眼，他一切如常，但他的行为举止完全变了。他以前从容镇静，而事故发生后却变得粗暴。他举止奇怪，有时还很有攻击性，大家不再信赖他。盖奇失去了所有的社交，他无法控制自己的交际行为，他的朋友说："这已经不再是盖奇了！"

盖奇生活在19世纪，他头部留下的洞开启了人类对大脑的认识，使人类了解大脑各区域与人类行为的关系：我们做出决定；我们的计划具有可行性；在与他人交往的过程中，我们的举止遵循社会规范……很显然，这一切的前提是大脑中某些区域默契合作。

20世纪90年代中期，安东尼奥·达马西奥与汉娜·达马西奥医生夫妇在计算机程序的帮助下，凭借盖奇头颅X光照片重构了他被穿透的大脑。他们确定，盖奇负责语言与运动能力的额叶区域完好无损，所以盖奇的举止乍一看是正常的。但很明显，大脑其他区域却在此次事故中遭到了破坏，其中包括负责从边缘系统与下丘脑转发信号的区域。这些区域能控制人的情感和社交行为，所以盖奇成了"社交怪物"。盖奇的医生约翰·马丁·哈洛事后讲道："在他身上，理智和兽性之间的平衡似乎遭到了破坏。"安东尼奥·达马西奥认为，思想和身体是不可分割的整体。他尖锐地指出：盖奇事件只是众多证明笛卡尔错误的一个论据，这是对学术界的一次宣战。

法国数学家、哲学家笛卡尔是著名的"二元论"代表，也就是说，他认为身体与意识不是统一且不可分割的，意识可以脱离身体而存在。笛卡尔认为，意识的本质在于思想，而物质的本质在于广袤。我可能由纯粹的意识组成，因此，我的存在不依赖于身体。笛卡尔将他的这一认识总结成众人熟知的"我思故我在"，因此名声大噪。就连古希腊哲学家也认为，思想是个性和特征的载体。亚里士多德认为，思想源于心脏，而大脑不过是个散热系统，只是为了冷却心脏里的热血。

无论如何，精神与身体必须联系在一起。否则，我们如何能感受到身体的体验，如何能决定身体的行动？笛卡尔有一个特别的想法：松果体是大脑中心的一个小小器官，能将身体与灵魂联系起来。通过一个简单的刺激反应模式，身体与灵魂就可以相互推动运行。人类就像机器一样按照设定来生活，这样的想法一点也不新鲜。如果身体与思想真的容易协调，那么神经技术则可以做出贡献。比如，在松果体里插入一个微电极或者一根纳米探针，就可以开始操控思想和行动。但可以肯定的是，这没有那么容易办到。

1997年，最后一位"二元论"的狂热支持者去世了。诺贝尔生理学或医学奖获奖者约翰·艾克理爵士认为："没能找

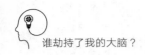

到唯物主义的解决方案来阐释我们经验的独特性。"此外，他还说："我不得不因此将自己或者灵魂的独特性归因于超自然的精神创造力。"因此，我们可以说，脑科手术不成问题。虽然手术会破坏身体，但却触碰不到灵魂，所以灵魂的存在不依赖于大脑。

"二元论"的倡导者可以从容地坐在座椅里，让一根探针插进大脑，以刺激他们的脑灰质吗？这不会影响他们的性格特征和与外界的社会关系。艾克理爵士肯定没有见过这样的实验，因为这是一种非常无知且危险的设想，如同菲尼斯·盖奇事件一样。

大脑与思想的虚荣之战

很难理解，为什么总有人相信身体与心灵是可以分割的，是什么让"二元论"如此有魅力？一方面，人们常常相信上帝的力量。如果身体与心灵总是密不可分，那么这些"二元论"的支持者就没有理由再相信上帝的启示和生命的永恒。

以约翰·艾克理爵士为例，我们发现，神经科学家得借助神学论证"二元论"。艾克理是一位神经科学家，他于1964年受教皇保罗六世之邀，出席梵蒂冈教皇科学院"大脑与意识体验"学习周，和主教他们一起研究了大脑是如何运转的。教皇在闭幕式上强调，教堂不会因科学进步而感到恐惧。同时，他不失礼貌地强调："可以肯定，如果神经科学要谈论意识，就离不开心理学这一领域。"

"二元论"具有持久意义，其原因可能在于，人类为自己的独特性感到自豪。人类一直认为自己是至高无上的，我们的个性和思想天赋源于复杂的生物反应，但这是非常愚蠢的说法，这将自我认识视为创造力的巅峰。哲学家卡尔·波普尔在一本书中提道："大脑是我的，但我不属于大脑。我的心理很活跃，我只是大脑的程序员，程序员的工具是大脑。"我们用大量的哲学方法来解释人类的独特性，但有一部分仍然是谜。例如，哲学家马库斯·加布里埃尔强烈主张所谓的新现实主义，傲慢地反对其他思想家以及神经学科。

这种不凡的主张需要特别的阐释，自然学科开始运用物理原理，消除人的特殊性。这是纯粹的物质主义？可能并非如此。哲学家瓦尔特·本雅明于 1935 年用他的《机械复制时代的艺术作品》为我们当今的问题提供了好的模板。本雅明认为，哪里可以进行大规模艺术品复制，哪里就失去了艺术品的光晕，即失去了其不可复制性、真实性以及独特性。这会改变艺术本身，也会改变我们对艺术的感知。换言之，神经学科知识使得思想及心灵充满了神秘气息。如果人、人的本性、本我以及意识可以简化为神经生物刺激，那么思想就变成了一些机械化的、可被复制的东西。如果技术可以模拟这些生物刺激，那么人的大脑也就完全失去其光晕。有的人

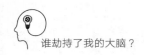
也许会觉得遗憾，但也无济于事。无知看待这一"进步"的人只会对其进行语言诋毁，而无法加以阻止。

如今，几乎已经没有人再相信"二元论"，但大脑与思想的关系仍然存在争议。思想与大脑完全不同，它们存在何种联系？难道说思想与大脑是一致的？ 1872年，自然科学家杜布瓦–雷蒙说，科学无法揭开人类意识之谜，"什么是物质与力量，它们又是如何思考的"，这将永远是个谜。因此，他得出了这样的结论："我们不知道，而且也永远不会知道。"

他这样的结论低估了自然科学的进步，尤其低估了神经科学的进步。虽然我们还远未知晓人类意识的本质，但许多的神经学科知识指出，在生理反应过程中，人的大脑与意识密不可分。仅凭我们表达所思这一事实就可以说明，意识是思考的场所，它不在体外，而存在于由脑细胞组成的复杂神经网中。我们会越来越善于读取神经细胞，因此，哲学家迈克尔·鲍文认为，虽不是近期，但我们在未来某一天可以从神经学的角度去阐释思考的过程。我们将借助神经技术提高大脑效率，但在此之前，我们应进一步了解意识的形成。

本性与我：谁是谁？

当我站在纽约的交通信号灯旁时，总会有这样的认识：人们日常最细微的行为是如此相似，却又如此不同。红灯时，

　　大部分人根本不是立马停下来。我并不如此，我停下来的原因在于德国人有着遵守规则的社会文化，或者这是我出于交通安全而做出的决定。我虽然想要走到街头，在转换为绿灯时率先过马路，但考虑到被车子碾压的危险，我选择站在红灯旁等待。如果这不是我自己的选择，那又是谁的呢？

　　我站在那儿等待的时候，只关注了红灯，我知道"红灯停"的规则。其他人的关注点跟我一样吗？对于其他人来说，红灯意味着什么呢？如果我自己都不能描述，我如何能知道其他人是如何理解红灯的呢？也许我对红色的感觉与其他人不同？

　　这些影响着个人意识，是我们在观察、经历、相遇中获得的主观经验，也是我们在认识复杂的世界的过程中获得的主观经验。1974 年，哲学家托马斯·内格尔以蝙蝠为例阐释了这个问题，令人印象深刻。他在小册子《成为一只蝙蝠会是什么样子》里写道：我们了解蝙蝠的神经运作过程，其用超声波定位来感知物体。然而我们不会知道，蝙蝠通过超声波定位感知物体时的感受。不管是人，还是动物，其主观感受仍然像一个暗箱，无人能看到里面。或者，我们即使有一天可以看到里面，也不会知道我们所发现的是否等同于真实的感受。

　　也许这世上根本没有与大脑相似甚至一致的机器或者软件。因为机器没有经历和主观感受，它只是机器，不是人类。

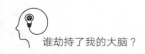

计算机早就可以创作音乐和绘画，令人惊叹。但在听巴赫的小提琴曲、齐默尔曼的演奏曲，在看爱德华·霍普的画作时，机器毫无情感。

这意味着，机器绝不会有意识。也许这有些言过其实，如果我们对自己的意识知之甚少，如果我们不知道外界意识的特征，那我们就真的无从知道意识是否存在。至少有的机器能够模仿我们的意识，而且相似度非常高，以至于我们无法将其与我们区分开来。

哲学家约翰·塞尔带着这样的想法，创立了"中文房间"。假设我们把自己锁在这间屋子里，有人从外面给我们递进来一张小卡片，上面用中文列着一个问题。但很遗憾，屋子里面的我们不会中文，但可以使用一本很棒的中文翻译指导手册，我们用这本书可以构建富有意义的答案。借助这本手册所讲到的规则，我们能够用中文回答，再把卡片递给外界。例如，第一张卡片上写着：你最喜欢的颜色是什么？按照指导手册的翻译规则，我们就在卡片上回答：红色。这样的信息交流是有意义的，然而，这样的交流与理解（甚至与意识）根本无关。

塞尔用这一例子来描述计算机的困境。计算机得到了符号（数据），按照规则（程序、算法）进行排列组合，就可以得出结果。在这一过程中，计算机根本就不必理解任何东西。计算机可以像人一样得出一些正确的结果，但却无法理解自己在做些什么。塞尔认为，中文房间里的人就像一台计算机，也就是说，他对刚刚所做之事并无有意识的理解。反过来就说明，计算机没有意识，也没有灵魂。

要是谁看过斯派克·琼斯的电影《她》，就得重新思考了。在这部电影里，杰昆·菲尼克斯扮演的西奥多爱上了"萨曼莎"。"萨曼莎"是一款软件，它影响着西奥多的日常生活，与他对话、调情（有点像数字助手Alexa、Cortana或者谷歌家庭，只是好用得多）。看完这部电影后，我和一位朋友坐在圣加仑的一个酒吧里，就电影内容的现实性讨论了很长时间。我们的结论是，电影与现实相符。

如果计算机没有意识，也没有灵魂，那么西奥多会在"萨曼莎"身上发现什么？他怎么会爱上"萨曼莎"？也许人工智能能帮助我们更多地理解自己以及人类的智力。如果机器能对我们产生影响，机器好像也是有意识的，虽然我们可能检测不到其存在的真实性。

计算机可能在没有理解的情况下运作，因此，计算机并无意识。而如果我们将自己的意识投射到计算机上，且计算机运作良好的话，它就具备了意识。但实际上，这只是我们设想出来的。一些意识研究者认为，不仅机器愚弄了我们，我们也愚弄了自己。他们就是思想研究中的唯物论主义者。对他们来说，一切的思想、意识都与大脑内的物质有关。简单地说，思想和意识是神经细胞及其发出的信号共同运作的结果。生物

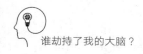

学家爱德华·威尔逊说："本性存在于大脑，不是超自然的独立物。相反，它是我们虚拟场景中重要的、充满戏剧性的形象。"简而言之，我们的形象是我们自己想象出来的。

一面是"二元论"，另一面是"唯物主义"，在黑白之间，有许多灰色地带可以解释意识。不同立场是否可以达成和解？神经科学家克里斯托弗·科赫对意识则有着另一种认识。他认为，我们最好借助思想的信息集成度来解释意识。

科赫对意识的理解是基于神经科学家、精神病学家朱利奥·托诺尼的整合信息理论。简单来说，该理论是这样的：大脑含有神经细胞和连接物，这是大脑信息连接的物质基础。每一个经验都是高度集成的信息组合，每次组合都是独一无二的，不能再被分解为各个信息，各个信息的集成产生了更多的东西。即使我们可在计算机存储器里储存超过人类记忆的更多信息，但这些信息仍然是零零碎碎的，没被整合在一起。

每当我观察一张自己拍摄的照片时，很快就能辨认出上面有谁、照片是在何种情境下拍摄的、这样的情景以及上面的人对我有何意义。计算机却不行，它只能找到模板，进行排序。因此，在图像分析的时候，人工智能先将人脸进行分组。例如，脸书就可以给出被识别人的姓名。但如果是同一个人在不同年龄时的照片，计算机就很难识别出来了。计算机根本就不知道，照片上的人对它而言意味着什么，与它有什么关系。计算机要做到这一点，它需要主人的意识，将计算机主人的大脑与计算机互连，通常就可以成功归类。

科赫是这样解释的：意识虽然依赖于物质，但并不能归结于物质。更确切地说，意识是物质与大脑信息的结合。这样的说法得以消除"二元论""唯物主义"以及支持其他理念的人之间不断的纷争。在信息动态互联过程中，意识产生于人的大脑以及数十亿的神经细胞。

大脑是一个神奇且复杂的东西，我们应该极其尊重它，但我们不需要运用上帝和形而上学来证明大脑的独特性。要做到这一点，我们就必须知道，截至目前，还没有任何一个机器能像我们的大脑一样连接各种信息，并创造出新的事物。机器越来越善于模拟人的行为，容易被视为拥有人的意识。然而，机器不能产生意识，其意识是我们假定的，也就是我们对机器的感知。

我们和以前一样聪明吗？不，但愿会比以前聪明一些。因为关于意识的哲学思想提出了一些方法，用以优化大脑神经技术。每一次刺激大脑不仅会影响神经细胞，而且会影响我们的思想和自我。刺激大脑也许可以使我们更高效，也许可以帮助我们获得学习经验、增强记忆力、变得更明智，但大脑中发生的事情无法与意识中发生的事情分离。人们借助神经技术得到增强，其想法不仅不一样了，而且还会变成另一个人。

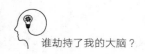

在神经资本主义时代，思想如何实现自由？

如果意识与物质关联，而物质又能被操控，那么意识也能被操控。对于许多增强思想领域的企业家来说，这是一个鼓舞人心的好消息。企业家们不必继续探索自己或者周边人的思想，他们知道要从哪里开始。毕竟，脑灰质决定着人类的特征。

我们可以想象，世界大脑网络在某个时候真的存在。例如谷歌生物公司的搜索引擎速度这么快，是因为它不断地分析和预测用户的搜索。如果每次搜索结果都必须从零开始，搜索结果则需要很久才能得出。后台通过不断预测，可以快速提供我们想要的结果，这一过程模拟了人脑。我不会花数个小时去想，明天晚上会是什么样子。我对此只需要稍加思考，便会产生想法，因为我的大脑会借助经验，不断预测。我们反思过去、模拟未来，借助大量反馈数据，灰质细胞不停地制作生活模型。因此，心理学家丹尼尔·吉尔伯特认为，我们的大脑是一种"预测机器"。如果这台机器不是在一个大脑上工作，而是在数十亿个计算机上工作，那么我们对自己的过去和未来就有完全不同的想法。我们共同制造了过去的记忆，勾勒出我们的未来。

对于活跃在世界各地的互联网公司来说，大脑神经网络理念背景下的商业模式大有可为。它们直接进入我们的思想，推荐产品，甚至还可以影响我们的购物决定，从而赢得优势。对于技术和器械生产商，优化大脑是门好生意，可以打开新的生活服务市场。大脑成了全球集市，我们在这儿实时交易专注力。然后，人类的思想就会成为全球的大脑网络流通器。

　　这会改变我们个人以及全人类的身份。我在上一章已经提到过，如埃里克·施密特和贾里德·科恩所定义的那样，身份已经成为富有价值的商品。马克·扎克伯格希望，人类的身份尽可能明确。他曾在2010年的访谈里说道："你只有一个身份，双重身份是不诚实的表现。"也就是说，他认为身份是一种状态，是一种固定的形象，这种说法与所有现代关于身份的设想相悖。在人的一生中，身份逐渐形成，也会发生变化。此外，个人身份具有多面性，在不同生活场景中发挥作用。

　　身份与意识一样，都是新兴的结构。两者皆可不断拓展，依据场景和环境，都能得到不同程度的增强。印度经济学家兼哲学家阿玛蒂亚·森曾写过一本书，内容讲到，如果身份的定义过于狭隘，不具有个人发展的空间，而是束缚个人的发展，这对人类来说，是多么危险啊。诗人沃尔特·惠特曼在1855年的诗歌《我自己的歌》中写道："我自相矛盾吗？那好吧，我是自相矛盾的。"（我辽阔博大，包罗万象。）

　　惠特曼的同胞施密特、科恩和扎克伯格认为，当我们将一串二进制的数字代码录入人的大脑，我们未来的身份只是

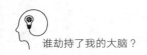

个人互联网地址。我们有能力处理各种尚未确定的信息，计算机却做不到。计算机语言不允许歧义的存在，每个命令都得清晰。计算机得出的结论是0或者1的代码，没有别的可能。每一条如此复杂的信息仅隐藏在由0或者1组成的信息长链中，且十分精准。

大脑互联的确需要用地址来识别个人。没有这样的地址，我们将无法登录同事或邻居的大脑，与之聊天。我们的思想也许并不知道通过神经互联网会去往哪里，然而，地址是唯一能进行关联的便捷方式。我是否拥有一个加密服务器，我可以在服务器上加密一些个人的思想，宣布其为个人知识产权，而不会进入大脑网络的数据流。大脑植入物作为控制中心，搭建了人脑与云端人工智能系统间的交流和沟通平台。人工智能系统是不是一个新的第三方平台，一个拥有所有互联大脑的集体身份平台？也就是说，这将是自我的终极扩张。如果人工智能为我的疑难杂症提供解决方案，解决方案是来自现存的思想和智库吗？我会是发现解决方案的人吗？

在大脑互联中，任何决策机构都必须承担前额皮质的任务：找到路径。我们已经知道了大脑的运作模式，我们所做出的每一个决定，都是我们的大脑首席执行官前额皮质与感情和欲望系统"战斗"的结果。选择沙拉还是薯条？选择运动还是躺在沙发上看电视？这不是两个"我"之间的"战斗"，而是我在决策过程中不断权衡而得出的结论。在未来全球意识的舞台上，互联的大脑相互争辉，希望博得瞬间的眼球和关注。人们将重新定义思想自由。自由的不是我的思想，因为思想是我的。所有的思想本身就是自由的，思想被释放到神经思想网络中，与其他的思想连接，形成一个全新的东西。

很多人为了自由，放弃了自主决定？

我属于总会追溯过去的一类人。教育家让·皮雅格认为，人类在与环境相处的过程中产生了智力和认知。经过数百年，才成了现在的我们。在刚出生的几年里，我们逐渐认识世界，认识自己，成为一个有自我意识的人。皮雅格说："在思想进化之初，我与外界没有区别。经历留下的烙印既不在人体内，也不在人体外，只在一个层面上延伸。"思想进化的下一个阶段不涉及个人，而是所有人相互作用的结果，人与人之间的区别不再是内心世界和外部世界。

未来也许是不可思议的，那时，所有人能一起思考。这个世界上孕育着各种智慧，我们如今最强的智慧和头脑风暴也无法想象未来的智慧程度。在超验主义的思想世界里，我们会变得聪明、富有同理心、更快乐。在这里，人们将放弃自己的思想。在这里，也许会有完全不同的事情发生。接着，在人类进化史上，我们可能倒退到机器的奴隶社会，会争取

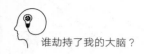

电力资源、争取认知权。

最好的机器是什么样的？它不再由物质材料制作而成，而是由几十亿的神经系统发出的信号组成。在这样的社会里，个人思想成了虚拟驱动装置的专用齿轮。20世纪中叶，数学家兼哲学家诺伯特·维纳预言了其产生的后果：人类的大脑也许如大角雷兽一样在通往专业解构的路上。大角雷兽是一种外表类似犀牛的哺乳动物，已经在几百万年前灭绝了。

目前，决定论的立场在科技行业得到支持，这肯定不是偶然。那些相信人类必然会走上通俗主义的人，就不太认可自由意志，因为自由意志的前提是我们能决定自己是否愿意参与人机的融合。然而，对于那些想要向前迈进、设定目标、知道最佳选择的人来说，个人自由选择是艰难的。因此，"数学人"的形象就越来越清晰了。"数学人"是指像机器一样运作，善于估算，选择明确的人。

20世纪60年代，神经科学家们提供了一个蓝图，让一些技术乌托邦主义者相信，人类今天的自由意志并不那么准确。对于想要早日实现大脑互联的人来说，这个蓝图是很好的。最初，神经学家汉斯·赫尔穆特·科恩胡贝尔和吕德尔·德克发现了所谓的"准备电位"。他们要求受试自己选择按下按钮的时刻。他们发现，受试按下按钮前的1.5秒左右，大脑中部上方出现了电脉冲，他们称其为"准备电位"。然而，科恩胡贝尔和德克从未质疑过自由意志的存在。20年后，本杰明·利贝特重做了这个实验，他想要知道：受试在何时决定举手按下按钮，大脑此刻发生了什么事情？他借助一只特殊手表证实，受试在按下按钮前的200~300毫秒做出了这个决定，即使"准备电位"在前1秒就已经出现了。在后来的实验中，研究人员发现借助脑部磁共振，就能够在受试的意识做出决定的前10秒，预测到受试将按下哪个按钮。这一系列的研究成果引起了争议。由此，科学界围绕人类的自由意志展开了激烈的争论。

心理学家沃尔夫冈·普林茨支持利贝特的观点："我们没有做我们想要做的，而知道了我们要做什么。"哲学家兼神经科学家萨姆·哈里斯分析了这一系列研究成果，认为人类是生化傀儡，自主决定的自由意志纯粹是一种幻想。时至今日，神经生物学家格哈德·罗斯仍是主张决定论的大脑研究者之一。也就是说，他认为，我们的思想和行动都是由潜意识的预定方案指导的，我们只是认为大脑做出的决定具有自由、独立的特性。而他狂妄地写下：潜意识里，我们将"一切归功于自己"。

在一篇关于自由意志的文章里，生物学家爱德华·威尔逊将人的大脑与蚂蚁进行了比较。威尔逊写道："在所有意识的场景中，我必须相信自己的独立性和意识的自由……如果不相信意志自由存在的话，思想会有意识地将一扇通往现实世界的黑暗窗口视为宿命。就像一个被判终身监禁的人，他

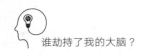
被剥夺了一切自由，期待一切惊喜，然而却可悲地死去。"威尔逊在文章最后问道："是否存在自由的意志？"他回答了自己的问题："是的，存在。从实际操作来看，现实中即使并不存在，但暗示其存在，这对于思想健康和生存都是必要的。"

这很复杂。我们欺骗自己，讲述自己的自由意志史，仅仅是为了维护我们的自尊，并让我们以某种方式生存下来？虽然我们知道，这个世界的运行依赖生化和神经信号，但如果真是这样，这种想法就会把我们的大脑和我们的思想连接到云端。这可能不会对我们的自由产生影响——原本就不自由的东西，也不会变得不自由。

让我自由决定

一切并没有那么简单。事实上，大脑在还没有产生意识的时候，就已经在准备行动预案了。无论如何，"人们的思想和行动已被预设"这一说法并不符合事实。神经学家约翰-迪伦·海恩斯说："固有观念塑造的潜意识是不存在的，大脑不同区域之间似乎存在'战争'。"可以说，大脑成了大众讨论的话题，大脑是否应该做某些事情，或者应该放弃所有要做的事情，都是经验之谈。

在接下来的实验中，研究人员正好遇到此类情况。他们找到了证据，证明我们的大脑更早知道我们想要做什么。我们大脑里的前额皮层会再次确定，我们是否应该采取行动。因此，人类能在最后一刻停止在大脑中已经计划和开始的行动。这样，我们就不能说人类的思想和行动都是出自潜意识。

我们想拥有自由意志，成为自由的人，我们不想成为大脑虚拟网络驱动器。或者改编一下叔本华的名言：人可以追求自己想要的东西。[1]在神经技术时代，否决权可以让人摆脱束缚，但又隐藏着另一个大问题：每一次脑机连接都可能导致自己失去自由否决权，因为连接处一旦测到大脑发出的决策信号，就会自动瞬间完成。在大脑神经提出反对意见之前，机器执行意识，使之得以实现。我们可以瞬间撤回，甚至直接删掉想法。提升神经效率的成败取决于细节，忽视细节的人就得接受机器给出的错误结论。

一切都从理解开始。大脑处于这样复杂的状态中，它是改变的主体，同时也是改变的对象。大脑运作应该变得更高效，同时应该做出喜好的抉择。只有理解神经技术的人，才能合理接受或者拒绝这样的技术。我的大脑是我的，这不是拒绝进步，而是要求我们具备开明的自决权。

从毕达哥拉斯开始，我们就知道，地球不是圆盘状的。然而，这种说法直到成为公认的自然科学知识前，数百年都没有证据。宇宙中星宿的位置与统治者的权势相关。2013年，

---

1 叔本华的原话是：人能够做他想做的，但不能要他要的。——编注

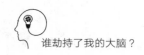

教皇方济各在梵蒂冈电台的采访中，认同了这种说法。"地球不是圆盘状！"接着，他回答了，如果天堂和地狱不在"顶部和底部"，那可能会在哪里。伽利略天主教教会也花了几百年的时间才恢复了伽利略的名誉。伽利略认为，不是太阳围着地球转，而是地球围着太阳转。从此，他的说法取代了托勒密的宇宙观，这样的宇宙观并没有得到"地心说"认同者的支持。

大脑也是如此。主张决定论思想的人认为，生命生化过程是复杂的，容易影响认知反应模式。事实上，人的个性阻碍着许多新兴科技领域的发展，而没有起到促进作用。因此，在神经技术的研发过程中，还存在一个"伽利略时刻"，我们应该记住它。

地球不是一个圆盘，同样，意识也不是一个圆盘。意识不是个人身份数据的载体，它是由复杂的神经元信号相互作用而形成的，它的本质就是一个由信息、愿望、情感和想法组成的感官世界。人类意识的产生需要经验来建构，由此可以确定，我在昨天、今天和明天这样延续性的时间中所处的位置。我们的基因、社会化过程、所学到的东西以及在与自己和他人交流过程中的各种经历，都影响着我们的一生，意识也就由此形成了。尽管神经反应过程和外部影响因素起了重要作用，但自控力和应变力也非常重要。

我们的一生总会经历很多转变，心理学家称之为"量子变化"式精神体验，是非心理疾病引起的个人改变。这些改变涉及人的思想、情感和行为，可以影响人的一生。

大脑与计算机连接会改变人的"量子"，这种观点可以为我们开启全新的世界。本书最开头就提到了量子物理学，也提到了在一定条件下，薛定谔的猫可以同时处于生与死两种状态。量子物理学最具魅力之处在于，它不是按照二进制的数字代码工作，不是除了0就是1，量子粒子可以同时编码为0和1。

"量子变化"概念描述的是，当我们大脑与计算机、思想和软件连接在一起时，大脑发生的美好事情。我们被设定了代码后，能同时作为人与机的双重身份而存在。这样，我们就成了世界思想的神经细胞。它与人的大脑非常相似，左脑负责逻辑、预测、效率和聚合思维；右脑负责情感、记忆、质疑和发散思维。两部分必须紧密地联系在一起，否则就会像美国电影《雨人》中达斯汀·霍夫曼饰演的雷蒙一样。这个角色的原型人物是金·皮克，皮克可以背诵上万本书，可以同时看两页字，但皮克患有自闭症，不能独立进行社会交际。

我们将来的任务就是建立、维护新世界思想里的人类智慧与人工智能间的关系。如果人类智慧和人工智能关联失败，我们将失去很多本来能让我们的世界和生活变得美好的东西，如创造力、情感、精神上的独特性以及热爱他人和事物的能力。如果人类智慧和人工智能成功关联，我们将处于人机两

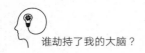
种状态，生活就可以更完美。机器可以处理它们擅长的事情，而我们可以赢得时间和精力，用以加强自己在想象力、主观性、个性、自由及独立方面的优势。

终点站　只存在于世界思想中的人

　　还记得我在黑屋子里的实验吗？还记得我曾不眠不休地研究大脑和大脑极限吗？没有外部刺激的情况下，我们如何创造感官世界，难道它会自发形成？在最开始构思这本书时，我就得思考，这样的经验意味着什么。一开始，感官之旅的回忆充满了美好。这种美好就在于，我们时而尊重、时而敬畏自己的大脑及其能力。

　　随着每一个章节的展开，这段经历的魅力就会发生变化。我总喜欢追忆，但记忆也会令人窒息。很长一段时间以来，我一直在想，我该如何描述这样的感觉。而现在我知道该如何描述了，我感觉自己就像一名准备走出太空舱探索宇宙的宇航员。当宇航员坐在安全密闭的太空舱里，被发射到宇宙中时，他一定感到好奇而期待、不安而恐惧。他轻盈地穿越寂静和黑暗，到达未知的世界，他的飞船通过无线电缆和无线电通信设备与其他飞船建立联系。在关键时刻，他可以借

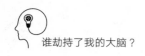

助人工技术增强大脑，就像大卫·鲍伊唱的，"服下蛋白质药片，戴上头盔"。

21世纪将是大脑的时代。神经科技产品能让我们的思维更快捷、更精准、更高效，但我们的生活就将与如今完全不同。我们的生活也许更加简单、美好、健康，但也可能更脆弱。如果这样的生活成为常态，我们的思想和情感也会改变。

改变的大小取决于思想优化的程度。如今，有些技术乌托邦者想使用军事推动人类的进步，将人的思想与精神紧密结合在一起，"量化自我"就成了"前线的新士兵"。利用数据分析实现自我管理，这是我们当今最好的市场营销策略，但谁又能够且愿意拒绝优化大脑的愿景呢？

为了做更好的自己，我们变得前所未有地自律。我们可以摆脱身体和思想的极限，清除所有的干扰因素。我们超越了自己的极限；我们不再认为生命具有真实性、有限性，一切都失了真。在全民优化的时代，没有任何东西是实实在在的，所有事物都只是临时的，一直处于更新和升级中。我们不再是原型，而是可能性事物的临时试行版。我们在哪里失去了极限，哪里的思想也就结束了。我们将在永无极限中爆炸。

正如思想家蒙田曾说的，学习哲学就等同于学习死亡。柏拉图早就知道，了解生命的有限性是极为重要的。人类思想和行动的不同存在于开始与结束、可能与不可能、在这儿与在那儿、现在与将来，还存在于人类与机器之间。

　　机器永远不会提出有意义的问题，因为这样的问题对机器来说是毫无意义的。一台机器正常运行，它就是在做可行的事情。人类可以提出有意义的问题，也可以不工作、毫无目标地生活。古生物学家斯蒂芬·杰·古尔德在书中写道："我们渴求进化，因为在进化的世界中，我们保持了作为人的骄傲。"傲视身体和精神的极限是无知的，也可能会变得很危险。"在21世纪，人类最伟大的项目，就是获得神圣的创造力和毁灭力，使自己从智人转变为神人。"

　　人类是自由的。我们可以不作为，但生命肯定会终结。也就是说，我们可以决定自己想要怎样的生活，我们可以为他人生活得更好而做出贡献，这一切都取决于我们自己。

　　这也取决于我们是否在接受人工智能与人类的相互作用中得到发展，我们是否会让人工智能变得像人类一样聪明。如果人工智能使我们无法区别人与机器，那么它就成功了。或者因为人工智能有很好的市场，它也可以取得成功。我们可以借助神经技术提升自己，提高思维效率，优化人工智能，带动经济发展。未来的资本主义将影响这一切，这样的经济模式与现在大有不同。

　　在神经资本主义时代，人们会想到平台经济学。每一个神经细胞就是一个迷你机器人，我们可以向它发送信息和任务。每一个大脑都是一个工件，它有助于推动大脑网络获得巨大的成功。完美的机器就这样产生了。马克思曾在19世纪

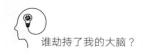

中期设想过这样的机器，它是非常可怕的，它发出的每一个信号都可以攻击人类的自由意志和生活，会使人类社会瘫痪。

我们是全球大脑网络的一部分，与包罗万象的云端连接在一起。有一天，我们会和这一切结合在一起。那时，我们会觉得自己就像蜈蚣的一条腿、组织中的一个细胞或世界思想中的一个想法。这让我们更强大，但也让我们更具依赖性。奥地利作家卡尔·克劳斯在他的散文里写道："世界上的交通工具都行驶在狭窄的思想道路上。任何地方都充斥着尾气，它是从世界大脑的废水中散发出来的，没有文化可言。最后，死去的人就躺在那些耗费了他大量精力的作品旁，无人问津。"他想错了。当危险闯进我们狭窄的思想道路时，可能会散发令人作呕的味道。大脑与计算机连接在一起后，这一切会变得整洁有序。

如果断开关联，又会发生什么事情？在这个未来的神经网络社会里，我们可以断开关联，来惩罚思想出错的人。在神经资本主义时代，拒绝借助大脑植入物的人可以重获思想自由，但却成为"被隔离者"。这意味着新型死亡吗？我们在世界思想中被隔离，会像无家可归者在黑暗中漂泊吗？就像那个离开太空轨道的宇航员，在寒冷和黑暗中才突然意识到，自己再也无法与他人联系，再也无法返回。

越来越多的人借助入侵大脑实现自我优化，他们为什么认为糟糕的事情不会发生？尽管如此，优化人类大脑却是很有前景的，因为我们可以超越自己的极限。数个世纪以来，我们也许已经成为最好的自己。我们的大脑能模拟未来，我们创造了医学奇迹，我们推动了技术的进步。这样的进步让很多事物变得更美好，例如治愈疾病。这无疑是伟大的，但我们不应该篡改自己的源代码。这可能会以失败告终，就像无人驾驶的车一样，而一些脑机连接的预言家相信进步就是好的。他们认为，总有一天，人与技术会完美结合，而不会出错。正如领先的无人驾驶车研发者所说，如果无人驾驶车的技术有一天真的那么完美，就不会再有道德困境了。令人遗憾的是，技术发展史里还没有一项技术能永远完美地运行，火车事故、飞机事故、切尔诺贝利与福岛核电站泄漏以及许多被"黑"的计算机系统都足以证明这一点。我们不能让我们的世界，甚至思想自动运转，这是一种傲慢的行为。对我们来说，入侵大脑是非常危险的。

图书在版编目（CIP）数据

　　谁劫持了我的大脑？　/（德）米莉亚姆·梅克尔著；
向绍英译. 一杭州：浙江大学出版社，2021.1
　　ISBN 978-7-308-20754-6

　　Ⅰ．①谁…　Ⅱ．①米…　②向…　Ⅲ．①脑科学—研究
Ⅳ．①R338.2

中国版本图书馆CIP数据核字（2020）第215721号

Author: Miriam Meckel
Title: Mein Kopf gehört mir
Copyright 2018 Piper Verlag GmbH, München/Berlin
Chinese language edition arranged through
HERCULES Business & Culture GmbH, Germany

浙江省版权局著作权合同登记图字：11-2020-440

谁劫持了我的大脑？

（德）米莉亚姆·梅克尔 著　　向绍英 译

责任编辑	曲　静
责任校对	汪淑芳
排　　版	杭州林智广告有限公司
出版发行	浙江大学出版社
	（杭州市天目山路148号　　邮政编码　310007）
	（网址：http://www.zjupress.com）
印　　刷	浙江印刷集团有限公司
开　　本	880mm×1230mm　1/32
印　　张	7.125
字　　数	131千
版印次	2021年1月第1版　2021年1月第1次印刷
书　　号	ISBN 978-7-308-20754-6
定　　价	49.00元

参 考 文 献

李少昆，石洁，崔彦宏，等，2014. 黄淮海夏玉米田间种植手册. 北京：
  中国农业出版社.

张亚军，2013. 浅谈河南省小麦后期管理. 农民致富之友（10）：71.

赵文生，2012. 小麦的田间管理及病虫害防治. 科技创新与应用
  （2）：208.

冯淑波，2007. 小麦灌浆期管理技术要点. 现代农村科技（5）：10.

水综合试验站技术专家陈淑萍到试验站指导工作。

同时对示范区和全市开展技术指导，2016年与衡水市技术站制定全市夏玉米播种指导意见一期。在夏玉米生长各生育时期进行技术考察，提出生产管理技术意见三期。不定期深入生产第一线，为农民提供技术服务。

衡水中熟区夏玉米试验站的建立搭起了一个宝贵的平台，起到了多方面的效果，一是新技术、新品种、新农药及其综合集成技术的新成果的示范试验，展示出了科技带来的经济、社会和生态效益。二是通过观摩培训学习交流，使农民看得见、摸得着、感知深、理解透、能掌握、好应用，切实提高农民的种植水平。三是为广大科技人员提供了广泛交流的平台，使基层技术人员的科技素质和专业水平得以大幅度提高。衡水中熟区夏玉米试验站将有力地促进当地玉米产业的持续稳定发展。